SMOOTHIES
DETOX
DELICIOSI

100 DE REȚETE UȘOR DE FĂCUT PENTRU A VA AJUTA LA DETOXIFICARE

DORIA MANEA

CUPRINS

5

SMOOTHIES DETOX PENTRU MIC DEJUN...139

SMOOTHIES DETOX PENTRU PRANZ...........168

SMOOTHIES DETOX PENTRU CINA...............197

CONCLUZIE...............222

INTRODUCERE

Ce este Detox-ul?

Detoxifierea este, practic, curățarea intestinelor, precum și a organelor interne printr-o schimbare de dietă.

Organismul nostru se detoxifică în mod natural în fiecare zi. Organismul are propriul său sistem de curățare care funcționează în mod constant - prin urină, fecale, transpirație și cu respirația noastră, ne detoxificăm constant.

Adăugăm toxinele din poluare, substanțe chimice și aditivi alimentari, dar și din medicamente și tutun. Dar cea mai gravă poluare este autoprovocată prin consumul de mâncare nedorită sau combinații de alimente care nu sunt bune pentru noi. Mâncarea rămâne nedigerată în intestin, ceea ce face ca aceasta să se putrezească, permițând toxinelor să se răspândească în fluxul sanguin prin peretele intestinal. Îngreunează rinichii și ficatul, a căror sarcină este să ne detoxifieze și să curețe aceste substanțe.

Atunci când intestinele și organele interne
devin congestionate, în organism apar
diverse dezechilibre și te poți simți epuizat,
obosit, să ai articulații dureroase și să suferi
de insomnie. În multe cazuri, terapeuții
nutriționali recomandă să faci mai întâi o
detoxifiere înainte de a stabili un diagnostic,
doar pentru a face mai ușor să vezi care
este adevărata problemă.

De ce detoxifică/curăță corpul?

Atunci când organismul este supraîncărcat cu toxine, transferă energie din arderea caloriilor pentru a lucra mai mult pentru a detoxifica organismul. Cu alte cuvinte, organismul nu are energia necesară pentru a arde calorii.

Cu toate acestea, atunci când organismul scapă eficient de toxine, energia poate fi folosită pentru a arde grăsimile.

Mai întâi trebuie să scapi de toxine din organism pentru a te asigura că organismul tău poate metaboliza cel mai bine alimentele pe care le consumi fără a lăsa deșeuri în exces, ceea ce duce la creșterea în greutate.

Smoothi-urile ajută foarte mult în acest sens!

Criterii pentru un Smoothie de detoxifiere grozav

A. Trebuie să arate superb: mâncăm mai întâi cu ochii și nimeni nu vrea să bea ceva care să semene cu apa de mlaștină!

B. Trebuie să fie uluitor de delicios

C. Trebuie să fie bogat în nutrienți, cu ingrediente minunate.

SMOOTHIES DE CURĂȚARE ÎNCEPĂTORI

1. Berry Green

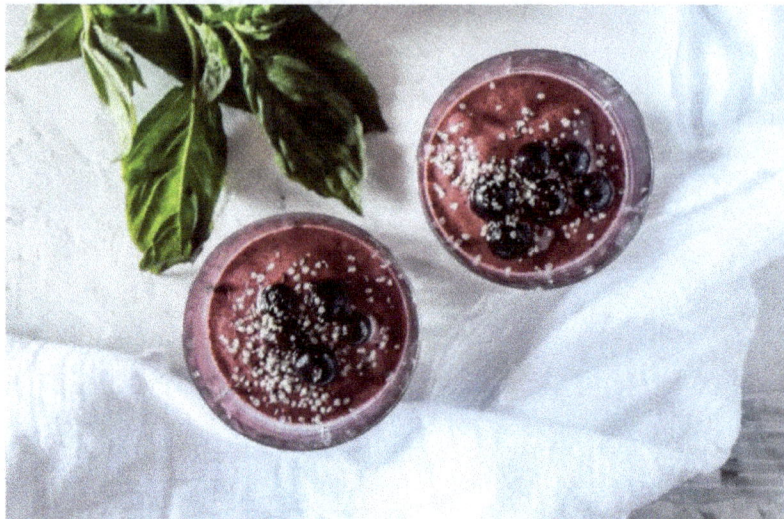

Ingrediente:

- 3 pumni spanac

- 2 căni de apă

- 1 măr, fără miez, tăiat în sferturi

- 1 cană de mango congelat

- 1 cană căpșuni congelate

- 1 mână de struguri congelați sau proaspeți, fără semințe

- 1 pachet de stevia (adăugați mai mult pentru a îndulci, dacă este necesar)

- 2 linguri de seminte de in macinate

- OPTIONAL: 1 lingura de pudra proteica

Directii:

a) Puneți verdețurile cu frunze și apă în blender și amestecați până când amestecul obține o consistență asemănătoare unui suc verde.

b) Opriți blenderul și adăugați ingredientele
   rămase. Se amestecă până devine
   cremos.

2. Măr Căpșuni

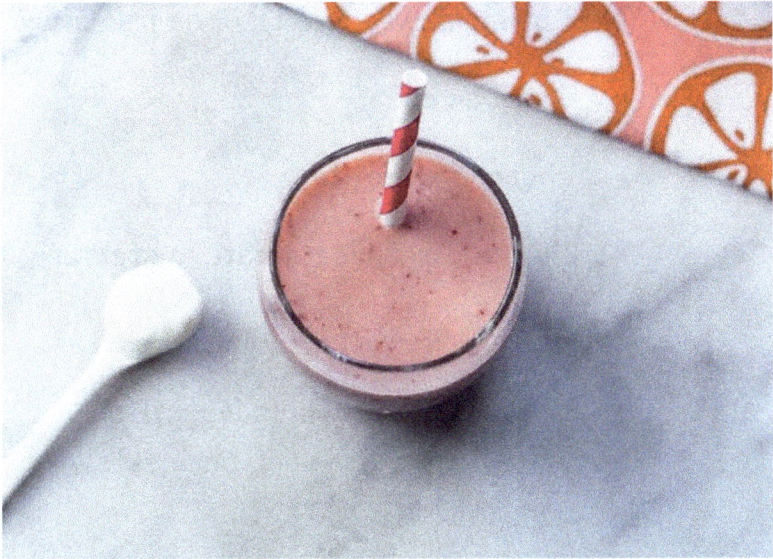

Ingrediente:

- 3 pumni de verdeață mix de primăvară

- 2 căni de apă

- 1 banană, decojită

- 2 mere, fără miez, tăiate în sferturi

- 1 $\frac{1}{2}$ cană de căpșuni congelate

- 2 pachete cu stevia (adăugați mai multe pentru a îndulci, dacă este necesar)

- 2 linguri de seminte de in macinate

- OPTIONAL: 1 lingura de pudra proteica

Directii:

a) Puneți verdețurile cu frunze și apă în blender și amestecați până când amestecul obține o consistență asemănătoare unui suc verde.

b) Opriți blenderul și adăugați ingredientele rămase. Se amestecă până devine cremos.

3. Măr Berry

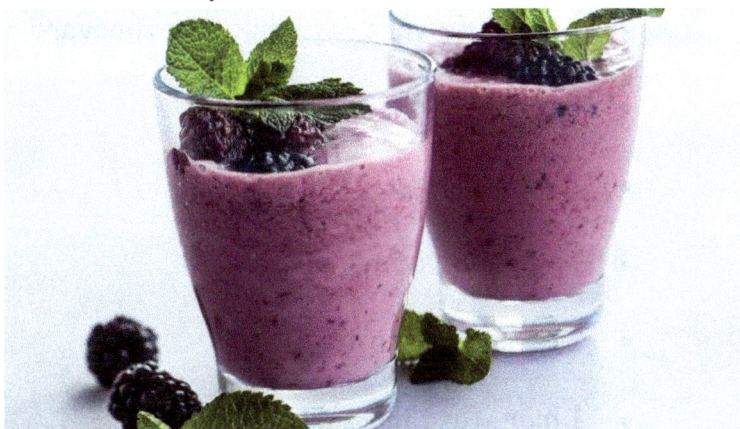

Ingrediente:

- 1 mână de verdeață mix de primăvară

- 2 pumni spanac

- 2 căni de apă

- 1½ cani de afine congelate

- 1 banană, decojită

- 1 măr, fără miez și sferturi

- 1 pachet stevia

- 2 linguri de seminte de in macinate

- OPTIONAL: 1 lingura de pudra proteica

Directii:

a) Puneți verdețurile cu frunze și apă în blender și amestecați până când amestecul obține o consistență asemănătoare unui suc verde.

b) Opriți blenderul și adăugați ingredientele rămase. Se amestecă până devine cremos.

4. Berry Peachy

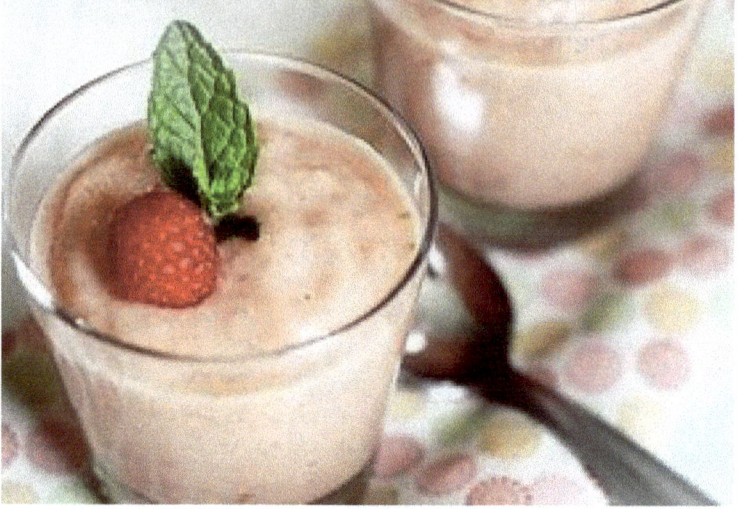

Ingrediente:

- 2 pumni de kale

- 1 mână de spanac

- 2 căni de apă

- 2 mere, fără miez, tăiate în sferturi

- $1\frac{1}{2}$ cani de piersici congelate

- $1\frac{1}{2}$ cani amestecate de fructe de padure congelate

- 2 pachete stevia

- 2 linguri de seminte de in macinate

- 1 lingură de pudră de proteine

Directii:

a) Puneți verdețurile cu frunze și apă în blender și amestecați până când amestecul obține o consistență asemănătoare unui suc verde.

b) Opriți blenderul și adăugați ingredientele rămase. Se amestecă până devine cremos.

5. Piersică și fructe de pădure Spanac

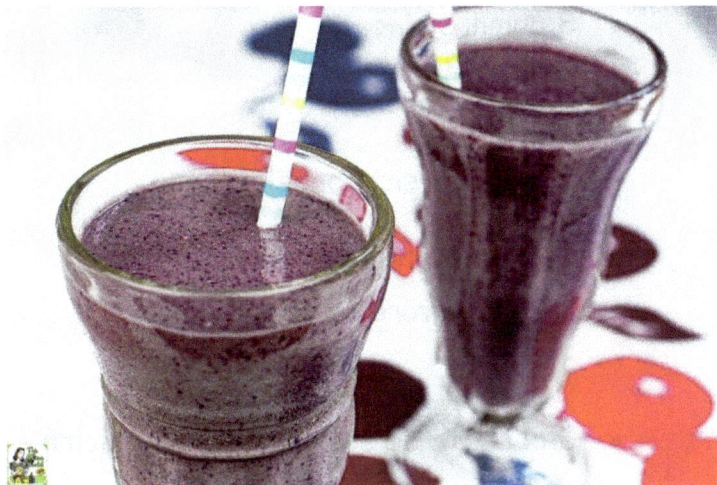

Ingrediente:

- 3 pumni spanac

- 2 căni de apă

- 1 cană piersici congelate

- 1 mână de struguri proaspeți sau congelați fără sâmburi 1½ cană de afine

- 3 pachete de stevia pentru indulcire

- 2 linguri de seminte de in macinate

- OPTIONAL: 1 lingura de pudra proteica

Directii:

a) Pune spanacul și apa în blender și amestecă până când amestecul obține o consistență asemănătoare unui suc verde. Opriți blenderul și adăugați ingredientele rămase.

b) Se amestecă până devine cremos.

6. Ananas Spanac

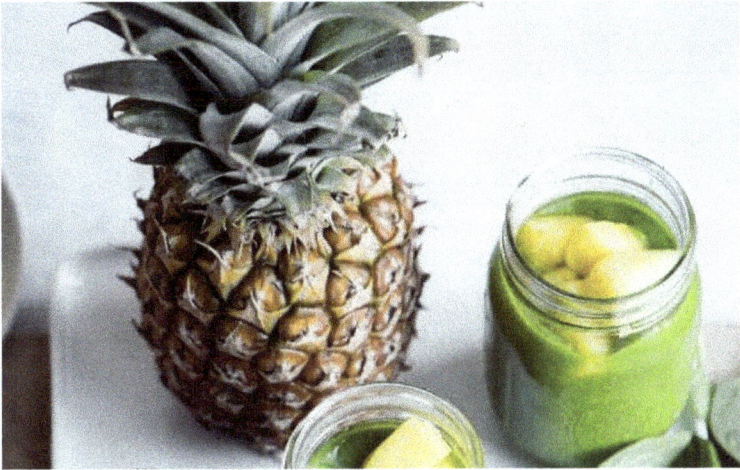

Ingrediente:

- 2 căni de spanac proaspăt, ambalate
- 1 cană bucăți de ananas
- 2 cani de piersici congelate
- 2 banane, decojite
- $1\frac{1}{2}$ pachete de stevia
- 2 căni de apă
- 2 linguri de seminte de in macinate
- OPTIONAL: 1 lingura de pudra proteica

Directii:

a) Pune spanacul și apa în blender și amestecă până când amestecul obține o consistență asemănătoare unui suc verde. Opriți blenderul și adăugați ingredientele rămase.

b) Se amestecă până devine cremos.

7. Fructe de ananas

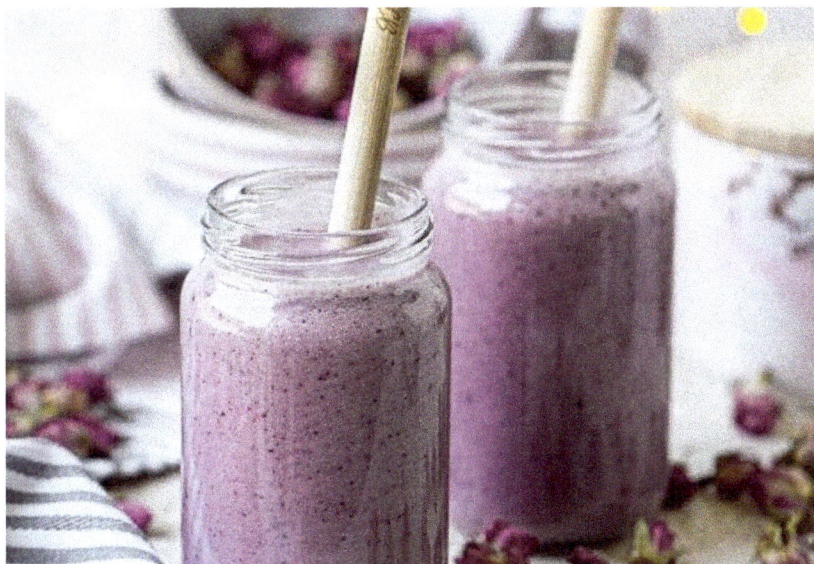

Ingrediente:

- 2 pumni de verdeață mix de primăvară

- 2 pumni spanac

- 1 banană, decojită

- 1 $\frac{1}{2}$ cană bucăți de ananas

- 1$\frac{1}{2}$ cani bucati de mango congelate

- 1 cană amestec de fructe de pădure congelate

- 3 pachete stevia

- 2 căni de apă

- 2 linguri de seminte de in macinate

- OPTIONAL: 1 lingura de pudra proteica

Directii:

a) Puneți verdețurile cu frunze și apă în blender și amestecați până când amestecul obține o consistență asemănătoare unui suc verde. Opriți blenderul și adăugați ingredientele rămase.

b) Se amestecă până devine cremos.

8. Smoothie de astişoare

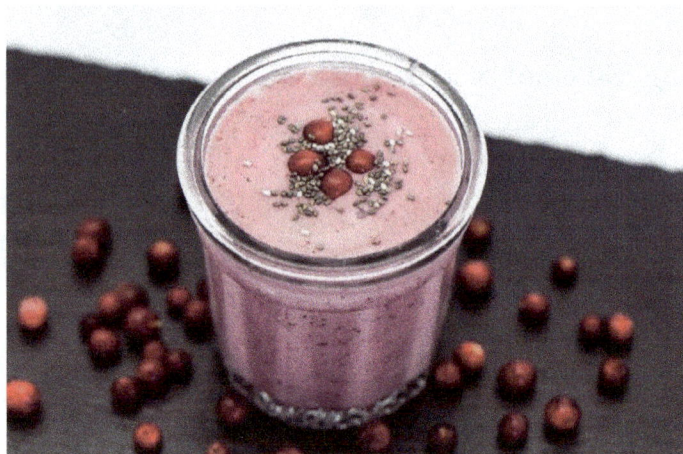

1 portie

Ingrediente:

- 1-1$\frac{1}{2}$ cani (200-300 ml) de apa
- $\frac{1}{2}$ cană (100 ml) migdale, înmuiate
- 2 caise, înmuiate
- $\frac{1}{4}$ cană (50 ml) lingonberries, congelate sau dezghețate

Directii:

a) Amestecați 1 cană mică (200 ml) de apă cu migdale pentru a obține un lapte. Se strecoară printr-o sită de plasă sau printr-o pungă de lapte de nuci. Turnați laptele strecurat în blender. Adăugați caise și amestecați din nou.

b) Amestecați fructele de pădure și adăugați mai multă apă până la consistența dorită.

9. Spanac Kale Berry

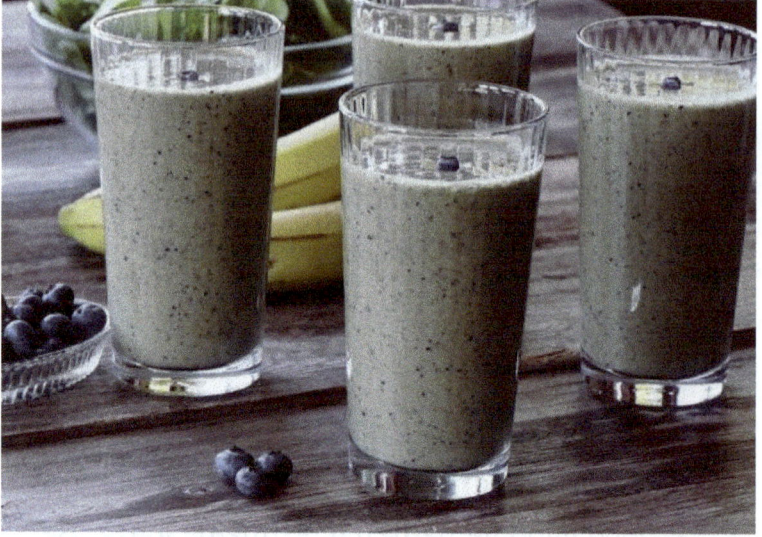

Ingrediente:

- 2 pumni de kale

- 2 pumni spanac

- 2 căni de apă

- 1 măr, fără miez, tăiat în sferturi

- 1 banană, decojită

- 1½ cani de afine congelate

- 2 pachete stevia

- 2 linguri de seminte de in macinate

- OPTIONAL: 1 lingura de pudra proteica

Directii:

a) Puneți verdețurile cu frunze și apă în blender și amestecați până când amestecul obține o consistență asemănătoare unui suc verde. Opriți blenderul și adăugați ingredientele rămase.

b) Se amestecă până devine cremos.

10. Apple Mango

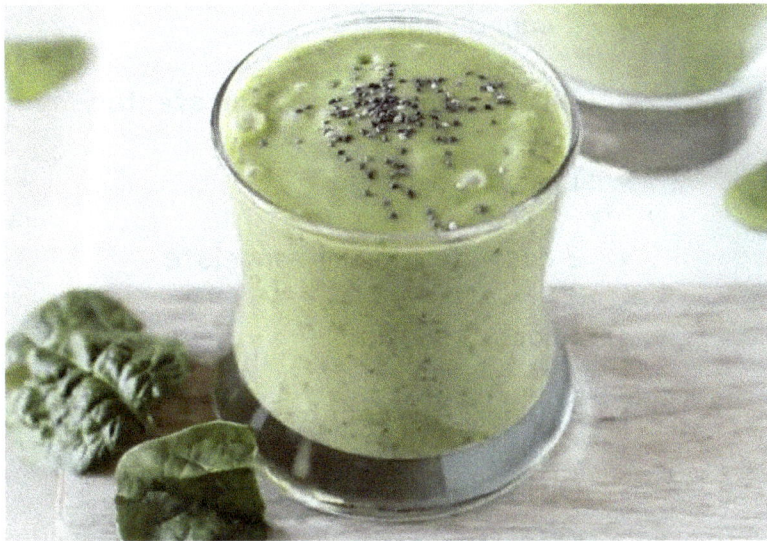

Ingrediente:

- 3 pumni spanac

- 2 căni de apă

- 1 măr, fără miez, tăiat în sferturi

- $1\frac{1}{2}$ cani de mango

- 2 cesti de capsuni congelate

- 1 pachet stevia

- 2 linguri de seminte de in macinate

- OPTIONAL: 1 lingura de pudra proteica

Directii:

a) Pune spanacul și apa în blender și amestecă până când amestecul obține o consistență asemănătoare unui suc verde. Opriți blenderul și adăugați ingredientele rămase în blender.

b) Se amestecă până devine cremos.

11. Kale cu ananas

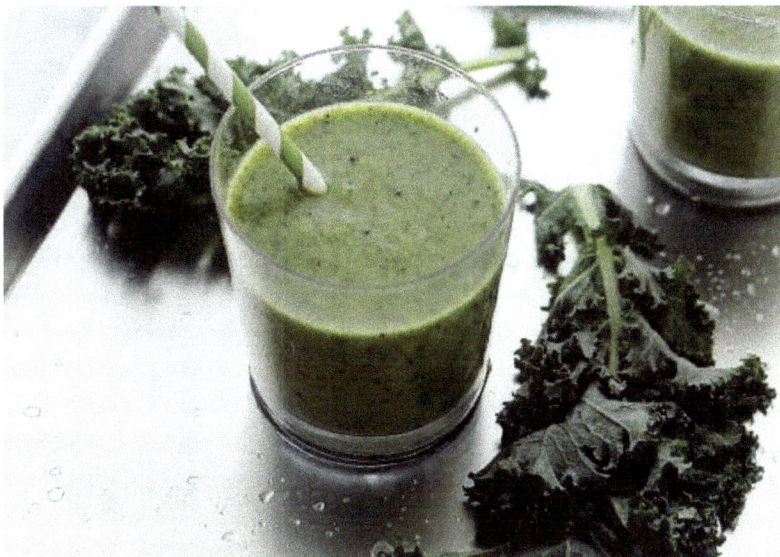

Ingrediente:

- 2 pumni de kale

- 1 mână de verdeață mix de primăvară

- 2 căni de apă

- $1\frac{1}{2}$ cani de piersici congelate

- 2 pumni bucăți de ananas

- 2 pachete stevia

- 2 linguri de seminte de in macinate

- OPTIONAL: 1 lingura de pudra proteica

Directii:

a) Puneți verdețurile cu frunze și apă în blender și amestecați până când amestecul obține o consistență asemănătoare unui suc verde. Opriți blenderul și adăugați ingredientele rămase.

b) Se amestecă până devine cremos.

12. Detoxifiere zilnică cu tei şi mărar

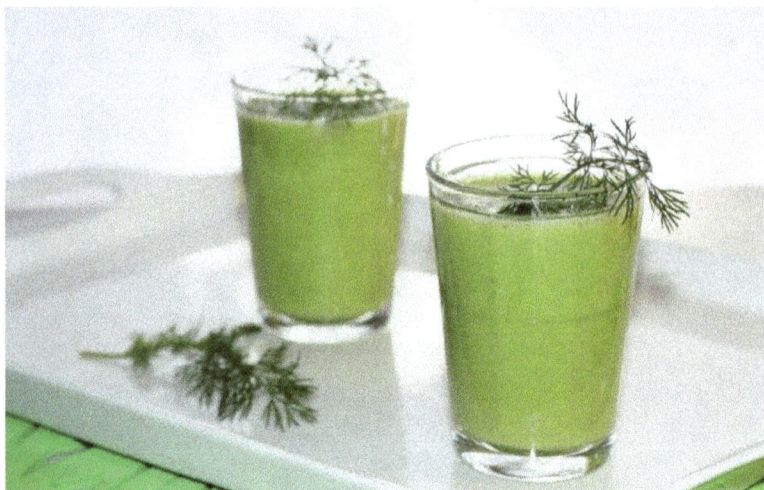

Porţii: 2

Ingrediente:

- 1/2 para

- 1 cană de castraveţi tăiaţi şi fără seminţe

- 1/4 cană mărar proaspăt tocat

- 1 avocado mic

- 1 cană baby spanac

- 2 linguri suc de lamaie

- Buton de 1 inch rădăcină de ghimbir proaspătă, decojită

- 1 cană de ananas congelat

- 11/4 cani de apa

- 3 până la 4 cuburi de gheaţă

Directii:

a) Pune toate ingredientele, cu excepţia gheţii, într-un blender şi procesează până devine omogen şi cremos.

b) Adăugați gheața și procesați din nou. Se
   bea rece.

13. Peachy Kale Dream

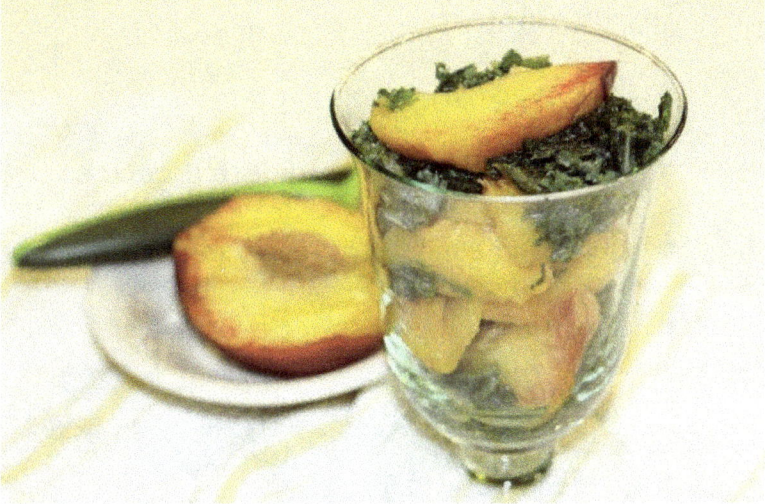

Porţii: 2

Ingrediente:

- 1/2 avocado

- 1 cană de piersici congelate organice

- 1 banană congelată, tăiată în bucăţi

- 2 linguri suc proaspăt de lămâie

- 11/4 cani de apa

- o mână de varză

- 3 până la 4 cuburi de gheaţă

- Opţional: 2 până la 3 curmale fără sâmburi

Directii:

a) Pune toate ingredientele, cu excepţia gheţii, într-un blender şi procesează până devine omogen şi cremos.

b) Adăugaţi gheaţa şi curmalele (dacă folosiţi) şi procesaţi din nou. Se bea rece.

14. Răcitor de pepene verde

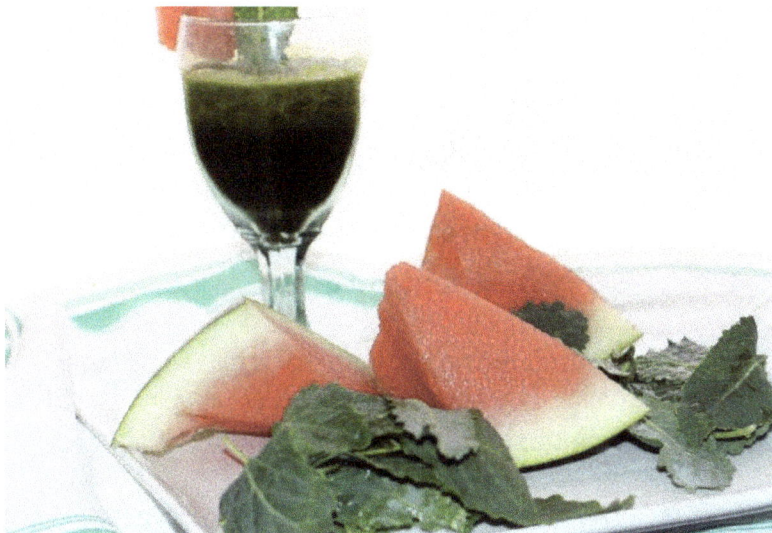

Porții: 2

Ingrediente:

- 2 căni de pepene verde fără semințe tăiate cubulețe

- 1 castravete întreg, decojit, fără semințe și tocat grosier

- 1 mână mare de kale tocată

- 3 linguri suc proaspăt de lămâie

- 1/4 cana menta proaspata tocata

- 1/4 cană busuioc proaspăt tocat

- 1 cană cuburi de gheață

Directii:

a) Puneți pepenele verde și castraveții într-un blender și procesați până devine omogen și cremos.

b) Adăugați ingredientele rămase și procesați din nou. Bea rece ca gheata.

15. Smoothie cu scorţişoară şi mere

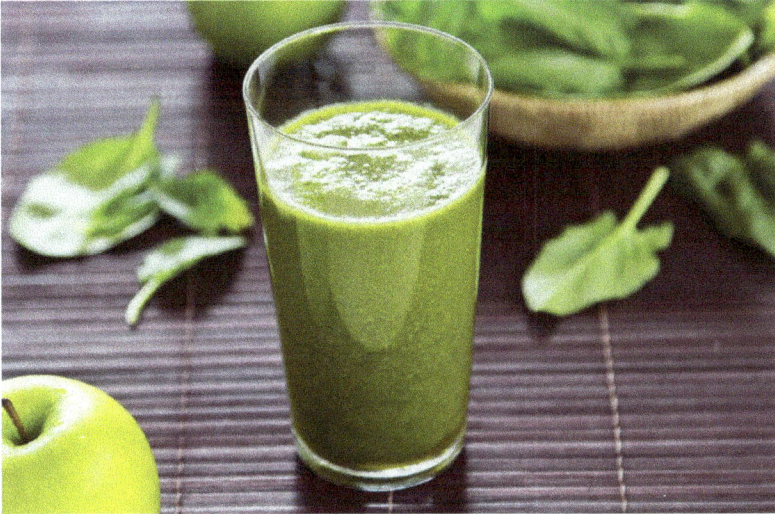

Porţii: 1

Ingrediente:

- 1 banană congelată, tăiată în bucăţi mici

- 1 măr bio Granny Smith, fără miez şi tocat (păstrează pielea)

- 1 lingura suc proaspat de lamaie

- 1 mână mare baby spanac

- 1 cană apă rece

- 2 până la 3 curmale fără sâmburi

- 1/2 lingurita scortisoara

- 1/8 lingurita nucsoara

- 4 până la 5 cuburi de gheaţă

Directii:

a) Pune toate ingredientele, cu excepţia gheţii, într-un blender şi procesează până devine omogen şi cremos.

b) Adăugaţi gheaţa şi procesaţi din nou. Se bea rece.

16. Smoothie cu ciocolată Chia

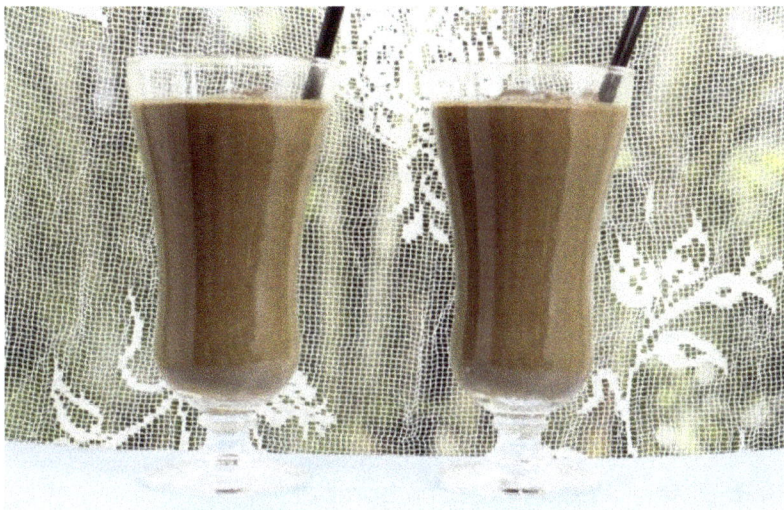

Porții: 2

Ingrediente:

- 1 cană apă

- 11/2 cani de capsuni organice congelate

- 1 lingura de seminte de chia

- 2 linguri niburi de cacao crude

- 1 lingură pudră de cacao crudă

- 6 nuci de macadamia crude

- 3 curmale fără sâmburi

- 1 banană congelată, tăiată în bucăți mici

- 1 mână mare de kale tocată

- 4 până la 5 cuburi de gheață

Directii:

a) Puneți apa și căpșunile într-un blender și procesați până devine omogen și cremos.

b) Adăugați semințele de chia, vârfurile de cacao, pudra de cacao și nucile de macadamia; proces pentru 1 minut plin.

Adăugați curmalele, banana congelată și kale și procesați din nou până se omogenizează bine. Adăugați gheața și procesați din nou.

c) Serviți rece ca gheață.

17. Smoothie cu ceai verde și ghimbir

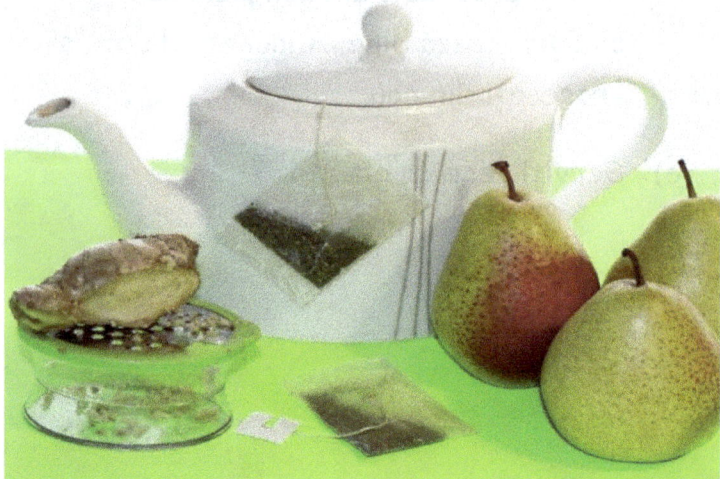

Porții: 2

Ingrediente:

- 1 para Anjou, tocata

- 1/4 cană stafide albe sau dude uscate

- 1 lingurita de radacina de ghimbir proaspat tocata

- 1 mână mare de salată romană tocată

- 1 lingura seminte de canepa

- 1 cană ceai verde preparat neîndulcit, răcit

- 7 până la 9 cuburi de gheață

Directii:

a) Pune toate ingredientele, cu excepția gheții, într-un blender și procesează până devine omogen și cremos.

b) Adăugați gheața și procesați din nou. Se bea rece.

18. Greeno-Colada

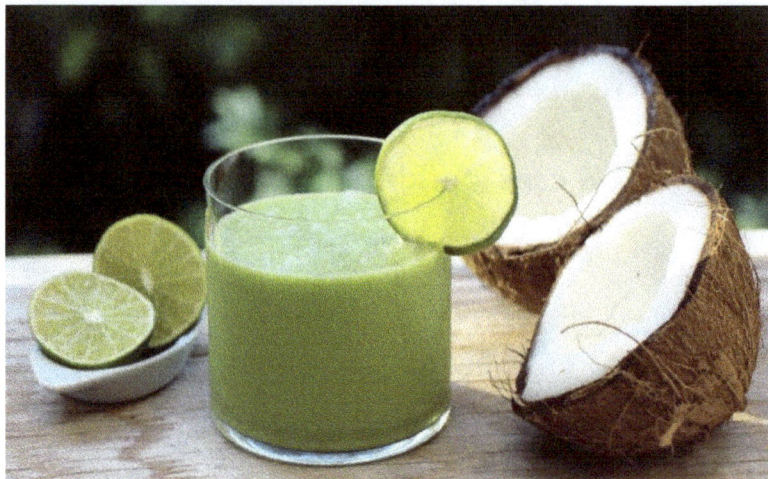

Porții: 1

Ingrediente:

- 1 cană de ananas tocat congelat

- 3 linguri nucă de cocos crudă, neîndulcită, mărunțită

- 1 lingura suc proaspat de lamaie

- 1 mână de frunze de spanac baby

- 3 curmale fără sâmburi

- 1 cană apă

- 4 până la 5 cuburi de gheață

Directii:

a) Pune toate ingredientele, cu excepția gheții, într-un blender și procesează până devine omogen și cremos. Adăugați gheața și procesați din nou.

b) Bea rece ca gheata.

19. Smoothie cu ciocolată cu mentă

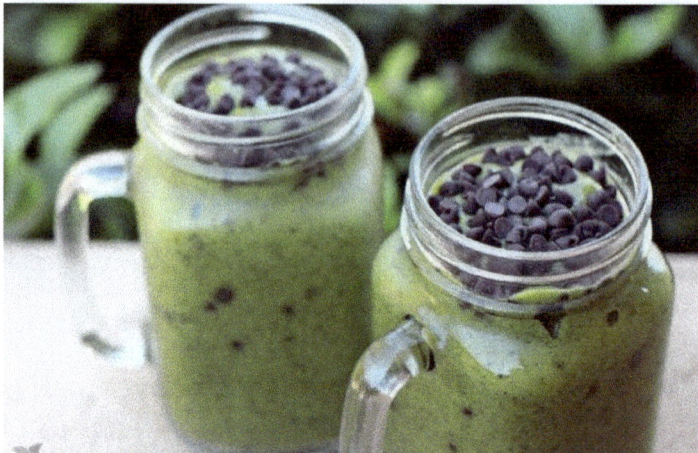

Porții: 2

Ingrediente:

- 1 banană congelată, tăiată în bucăți mici

- 1/2 cană piersici congelate

- 1/2 cană nuci de macadamia crude

- 1/3 cana frunze de menta proaspata tocate

- 3 linguri niburi de cacao crude

- 2 până la 3 curmale fără sâmburi

- 1/2 linguriță extract pur de vanilie

- 11/2 cani de apa

- 3 sau 4 cuburi de gheață

Directii:

a) Pune toate ingredientele, cu excepția gheții, într-un blender și procesează până devine omogen și cremos.

b) Adăugați gheața și procesați din nou. Se bea rece.

20. Sunny C Delight No-Milk Shake

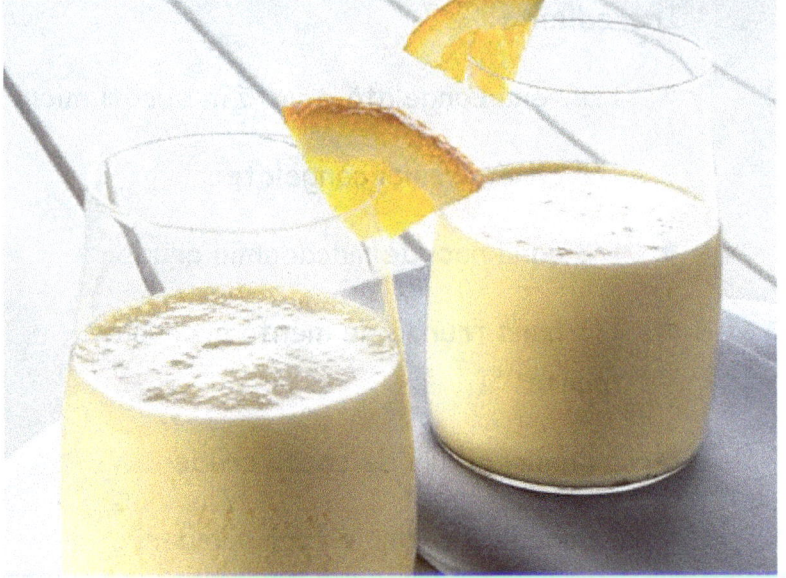

Porții: 1

Ingrediente:

- 1 portocala, curatata si tocata

- 1 kiwi, decojit și tocat

- 5 curmale fără sâmburi

- 1/2 cană ananas congelat

- 2 linguri seminte de canepa

- 1/2 cană apă

- 3 până la 4 cuburi de gheață

Directii:

a) Pune toate ingredientele, cu excepția gheții, într-un blender și procesează până devine omogen și cremos.

b) Adăugați gheața și procesați din nou. Se bea rece.

21. Căpșuni și frișcă

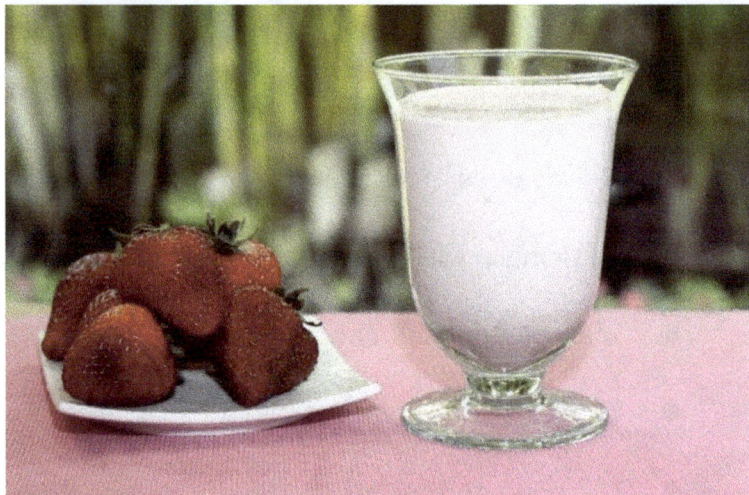

Porții: 1

Ingrediente:

- 1/4 cană de ovăz de modă veche

- 3 linguri de nuci de macadamia crude tocate (de preferință la înmuiat timp de 1 până la 2 ore)

- 1 cană căpșuni organice congelate

- 4 curmale fără sâmburi

- 1/4 linguriță extract pur de vanilie

- 1 cana de apa rece ca gheata

- 3 până la 4 cuburi de gheață

Directii:

a) Pune toate ingredientele, cu excepția gheții, într-un blender și procesează până devine omogen și cremos.

b) Adăugați gheața și procesați din nou. Se bea rece.

22. Lime No-Milk Shake

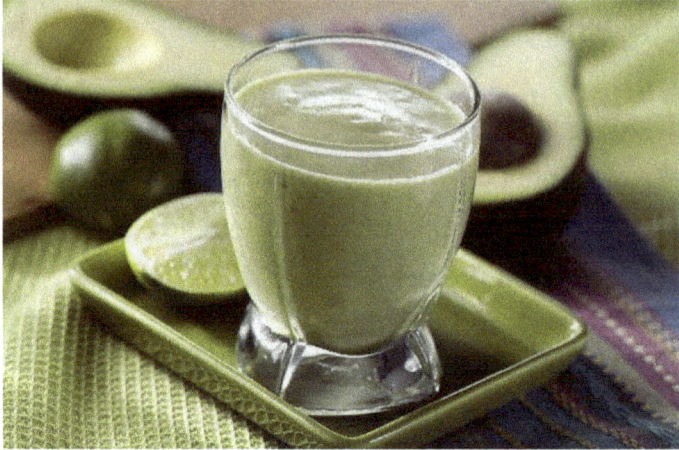

Porții: 2

Ingrediente:

- 1 banană congelată, tăiată în bucăți mici

- 1/4 cană piure de avocado

- 2 linguri Nellie and Joe's Famous Key West Lime Juice

- 5 până la 6 curmale fără sâmburi

- 1/4 cană caju crude

- 1/8 linguriță extract pur de vanilie

- 1/8 linguriță sare de mare nerafinată

- 1 cană apă

- 8 cuburi de gheață

Directii:

a) Pune toate ingredientele, cu excepția gheții, într-un blender și procesează până devine omogen și cremos.

b) Adăugați gheața și procesați din nou. Se bea rece.

23. Ghimbir şi Afine sălbatice

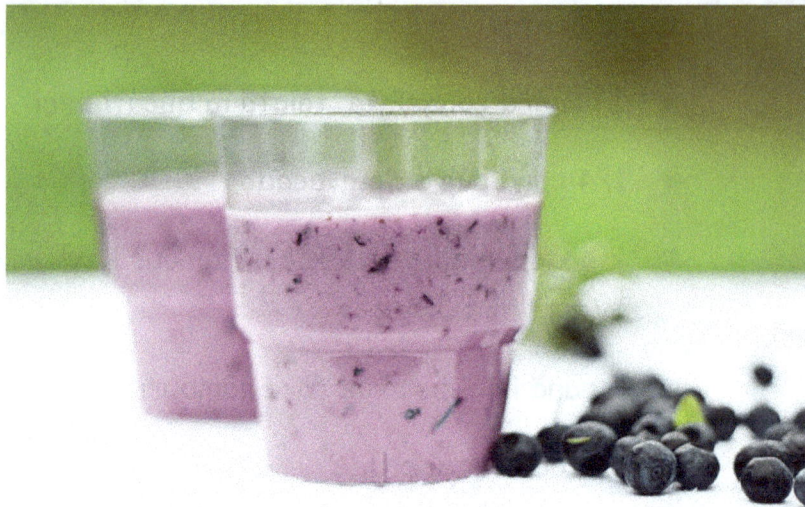

Porții: 2

Ingrediente:

- 1 cană de afine sălbatice congelate (sau afine congelate obișnuite cultivate)

- 1/4 cană caju crude

- 1 banană, tăiată în bucăți mici

- 1 lingura suc proaspat de lamaie

- 1/2 linguriță extract pur de vanilie

- 1 lingură rădăcină de ghimbir proaspăt rasă

- 5 până la 6 curmale fără sâmburi

- 1 cană apă rece

- 5 până la 6 cuburi de gheață

Directii:

a) Pune toate ingredientele, cu excepția gheții, într-un blender și procesează până devine omogen și cremos.

b) Adăugați gheața și procesați din nou. Se bea rece.

24. Cappuccino No-Milk Shake

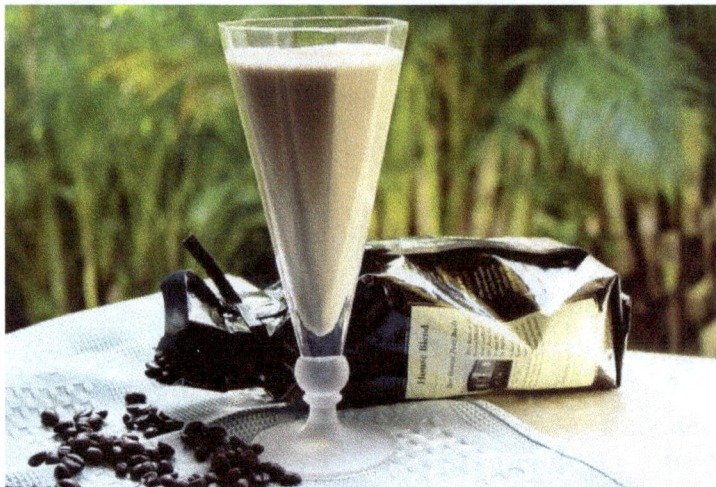

Porții: 1

Ingrediente:

- 1 banană, tăiată în bucăți mici

- 1/2 cană apă

- 2 linguri seminte de canepa

- 8 migdale

- 1 lingurita pudra espresso instant

- 1/2 lingurita scortisoara

- 1 lingurita extract pur de vanilie

- 4 prune uscate

- 11/2 cani de gheata

Directii:

a) Pune toate ingredientele, cu excepția gheții, într-un blender și procesează până devine omogen și cremos.

b) Adăugați gheața și procesați din nou. Bea rece ca gheata.

25. Shake fără lapte cu cireşe, vanilie

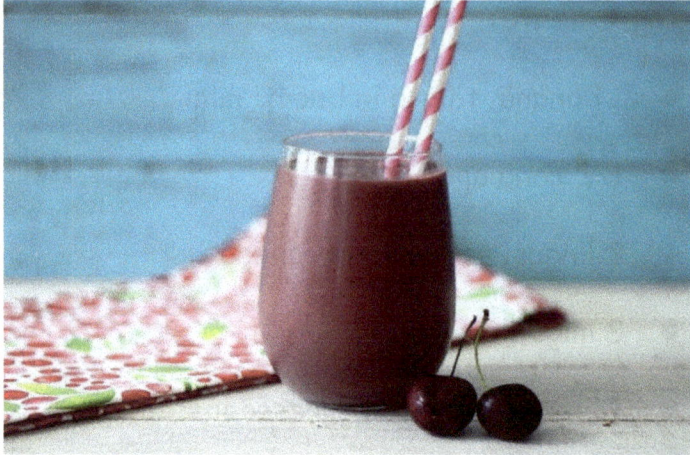

Porții: 2

Ingrediente:

- 1 cană cireșe congelate fără sâmburi

- 1/4 cană nuci de macadamia crude

- 1/2 banană, tăiată în bucăți

- 1/4 cană fructe de pădure goji uscate (sau stafide albe)

- 1 lingurita extract pur de vanilie

- 1 cană apă

- 6 până la 8 cuburi de gheață

Directii:

a) Pune toate ingredientele, cu excepția ghetii, într-un blender și procesează până devine omogen și cremos.

b) Adăugați gheața și procesați din nou. Bea rece ca gheata.

26. Bol cu căpșuni Goji și Chia

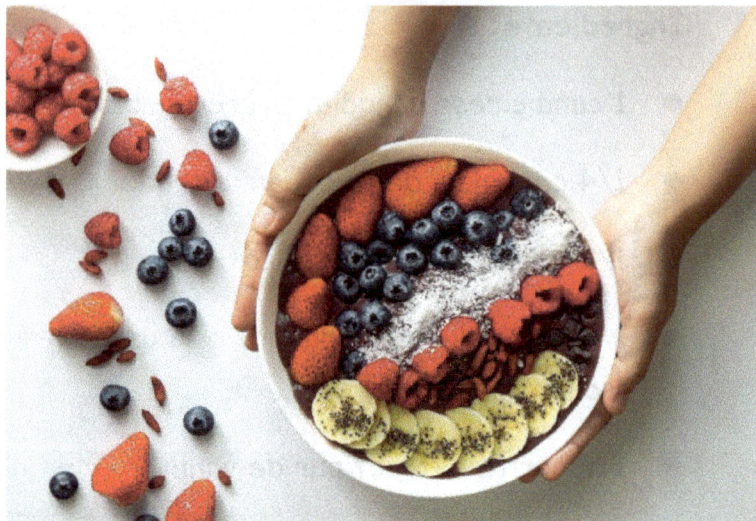

Timp total: 5 minute

Randament: 1

Ingrediente

- 1T boabe de goji
- 1T Căpșuni
- Baton de scorțișoară de 1 inch
- 2-4T seminte de chia
- 1 l ulei de cocos
- 16 oz. suc de cocos
- Iaurt cu lapte caju 2T
- 1/3 c semințe de cânepă
- 2-3 frunze mari de kale
- 1c fructe de padure congelate
- ½ banană congelată

Directii

a) Puneți fructele de goji, scorțișoară și semințele de chia în blender și adăugați suficientă apă de cocos pentru a acoperi bine. Lăsați la macerat aproximativ 10 minute.

b) Adăugați apa de cocos rămasă și restul ingredientelor în blender și procesați la setarea potrivită pentru smoothie-uri, adăugând lichid suplimentar (apă de cocos, apă sau lapte de nucă) pentru consistența dorită.

27. Smoothie cu fructe și lapte de cocos

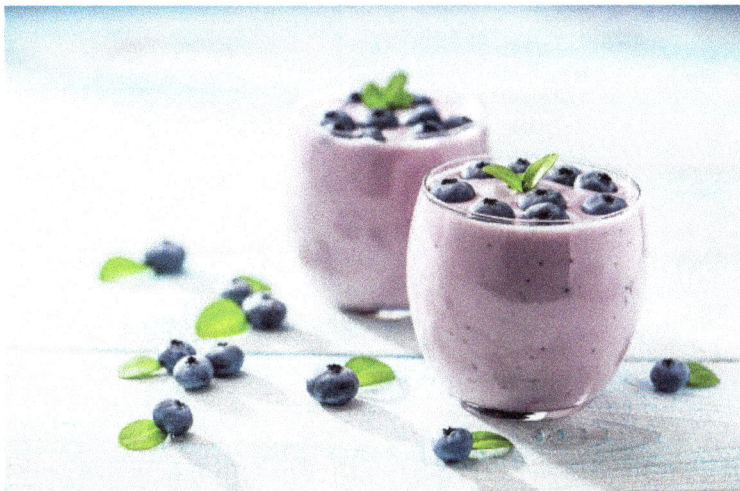

Face 4 portii

Ingrediente

- 1 pungă de 10 uncii afine congelate sau alte fructe
- 3 banane coapte
- 1 cană iaurt simplu
- 1 cană lapte de cocos neîndulcit
- 2 linguri miere

Directii:

a) Într-un blender, pasați afinele, bananele, iaurtul, laptele de cocos și mierea.
b) Servi.

28. Smoothie adormit

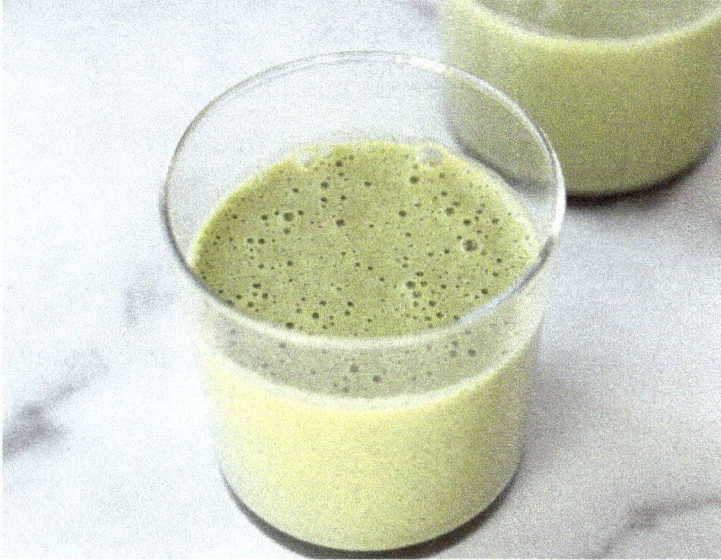

Ingrediente:

- 2 cesti baby spanac
- 1 cană lapte de migdale
- 1 banană, decojită și tăiată felii
- 1 lingurita miere

Directii:

a) Pune toate ingredientele într-un blender și face piure.

29. Smoothie de succes

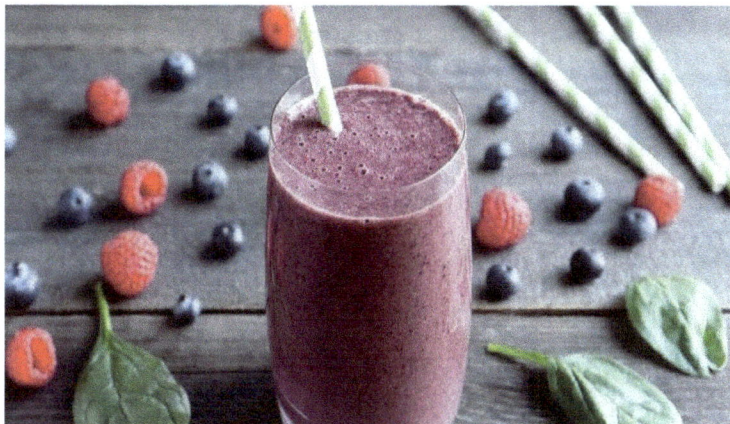

Ingrediente:

- 1 cană căpșuni, feliate
- 1 cană afine
- ⅓ banane, feliate
- 1 lingurita de seminte de in macinate
- 1 mână de spanac
- 1 lingurita miere

Directii:

a) Amesteca totul si bucura-te!

30. Smoothie verde cu smochine

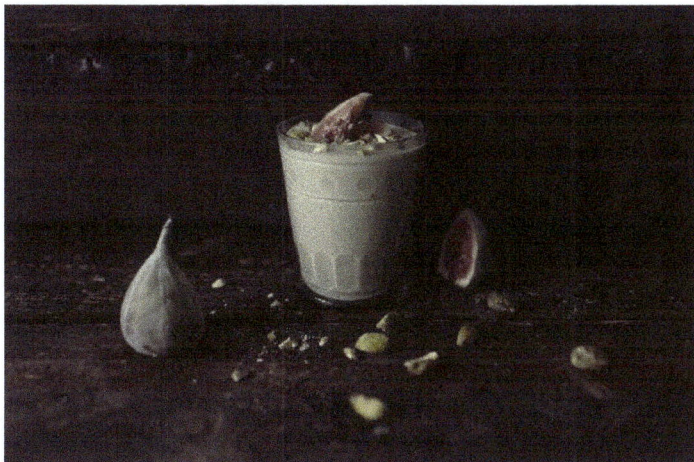

1 portie

Ingrediente:

- 2,5 uncii (70 g) spanac pentru copii
- 1½-2 căni (300-500 ml) apă
- 1 para
- 2 smochine, înmuiate

Directii:

a) Amestecați spanacul cu 1½ cană (300 ml) de apă. Tăiați pera, adăugați împreună cu smochinele și amestecați din nou.

b) Adăugați mai multă apă dacă este necesar pentru a găsi consistența potrivită pentru smoothie-ul dvs.

31. Mic dejun kiwi

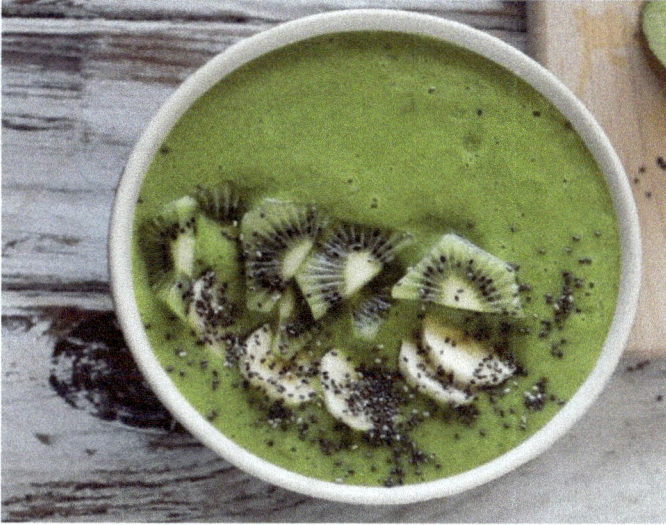

1 portie

Ingrediente:

- 1 para

- 2 tulpini de telina

- fructe de kiwi galben

- 1 lingura apa

- ½ linguriță de ghimbir măcinat

Directii:

a) Tăiați perele, țelina și unul dintre kiwi în bucăți mari și amestecați în blender cu 1 lingură de apă până devine o consistență netedă.

b) Acoperiți cu celălalt kiwi, tăiat în bucăți și ghimbir măcinat.

32. Mure şi fenicul

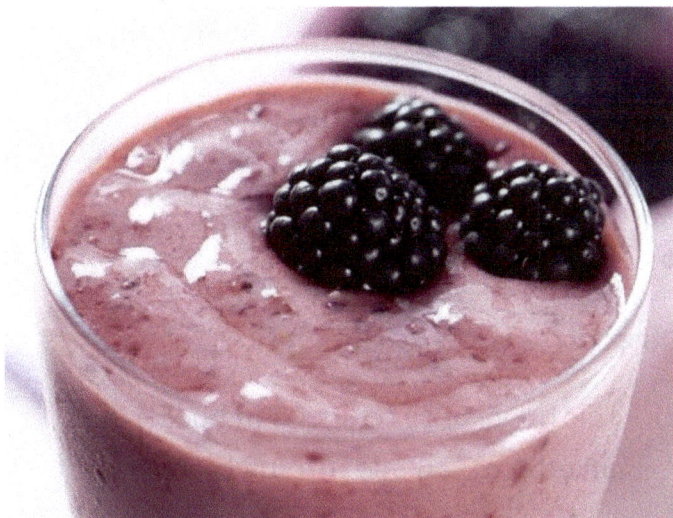

Ingrediente:

- 1 măr

- ½ fenicul

- ¼ cană (50 ml) apă

- ½ cană (100 ml) mure

Directii:

a) Tăiați mărul și feniculul în bucăți și amestecați cu apă într-un blender.

b) Se serveste deasupra cu mure.

33. Bol cu dovlecei, pere şi mere

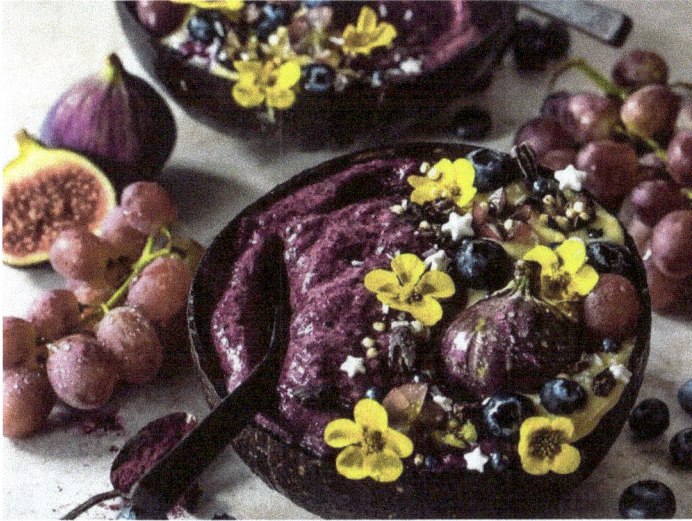

1 portie

Ingrediente:

- ½ dovlecel

- 1 para

- 1 măr

- optional: scortisoara si ghimbir macinat

Directii:

a) Tăiați dovlecelul și perele în bucăți mari și amestecați în robotul de bucătărie.

b) Adăugați mărul, tăiați în bucăți mari și continuați să amestecați până la o consistență netedă.

c) Se serveste intr-un bol si se presara cu scortisoara si ghimbir.

34. Avocado şi fructe de pădure

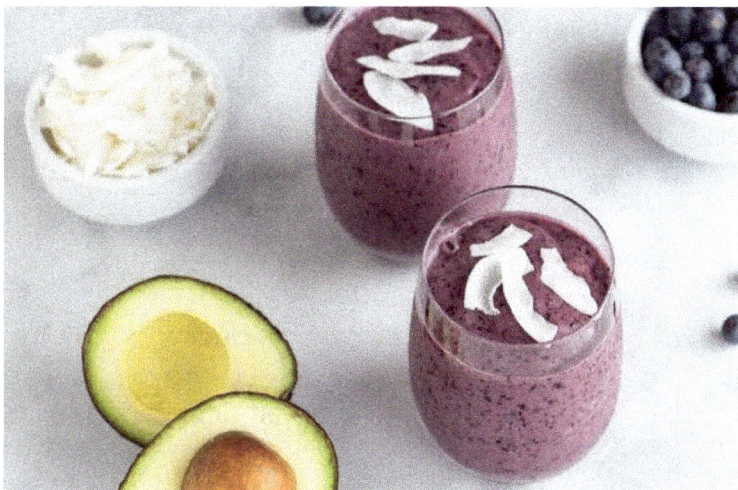

Ingrediente:

- 1 avocado

- 1 para

- $3\frac{1}{2}$ uncii (100 g) afine

Directii:

a) Tăiați avocado și pere în bucăți.

b) Amestecați într-un bol și acoperiți cu afine.

SMOOTHIES SUPER VERZI

35. Green Powerhouse

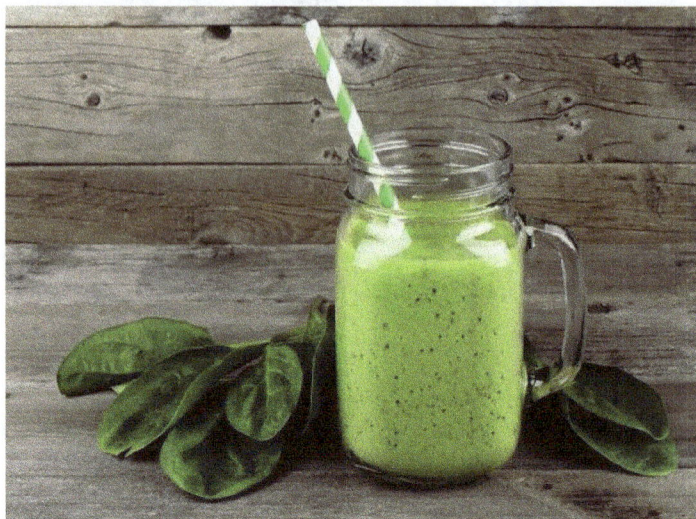

Ingrediente:

- 1 buchet Kale
- ½ castravete
- 4 tulpini de țelină
- 1/3 bulb și tulpină de fenicul
- 1 măr verde
- 1 Fuji Apple
- 1 para
- ½ Lămâie
- Ghimbir de 1 inch

Directii:

a) Amestecați toate ingredientele pentru a le combina.

b) Bucurați-vă.

36. Sugetă pentru stomac

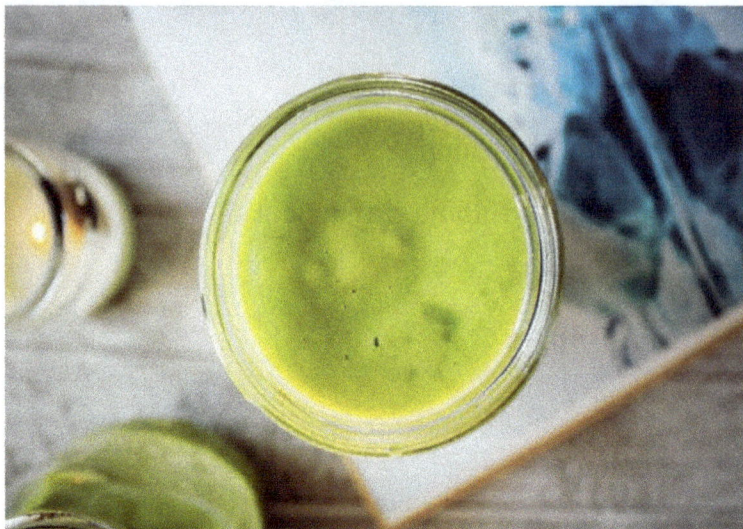

Ingrediente:

- 1 Cap mic de fenicul
- 2 tulpini de țelină
- 1 mână de mentă
- 1 buchet de pătrunjel cu frunze plate
- $\frac{1}{2}$ măr verde
- 2 Lămâi mici

Directii:

a) Amestecați toate ingredientele pentru a le combina.

b) Bucurați-vă.

37. Booster imunitar

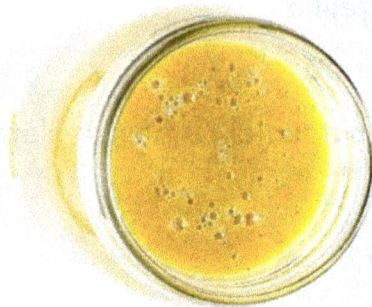

Ingrediente:

- ½ castravete
- 2 tulpini de țelină
- O mână de spanac
- 1 măr
- ½ Lămâie
- Ghimbir de 1 inch

Directii:

a) Amestecați toate ingredientele pentru a le combina.

b) Bucurați-vă.

38. Băutură verde ultra-cool

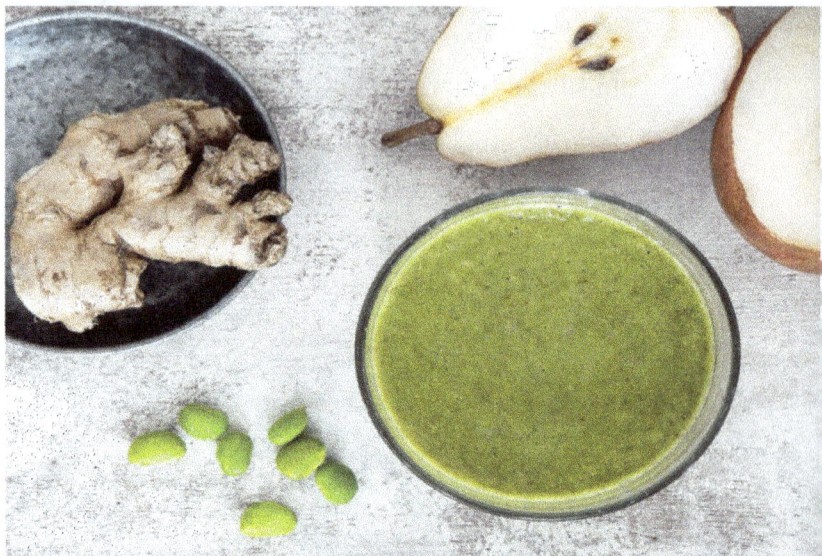

Ingrediente:

- 8 kiwi
- 3 mere verzi
- 1/3 castravete
- 1 bucată de ghimbir proaspăt
- O mână de mentă proaspătă

Directii:

a) Amestecați toate ingredientele pentru a le combina.

b) Bucurați-vă.

39. Detoxifierea plămânilor

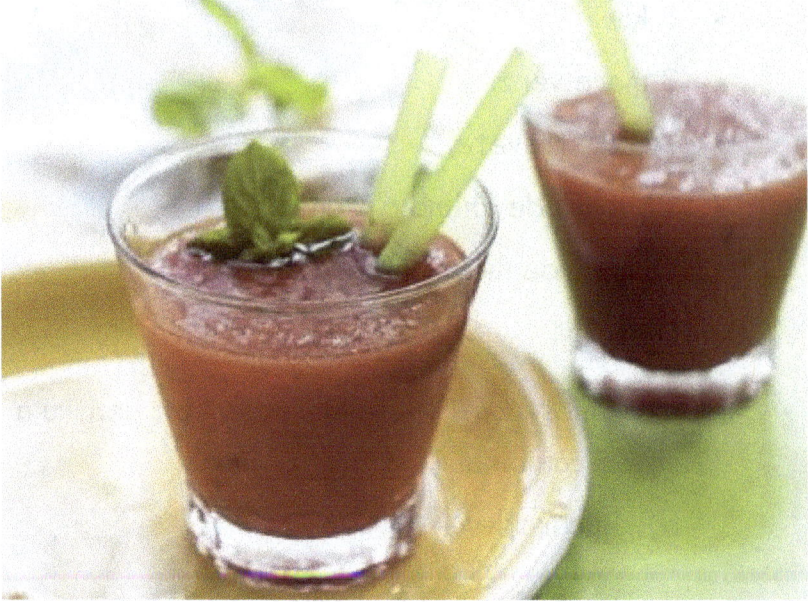

Ingrediente:

- 1 castravete
- 1 Salata verde romana
- 1 mână mare de pătrunjel
- 2 lămâi Meyer
- 1 măr
- Ghimbir de 1 inch

Directii:

a) Amestecați toate ingredientele pentru a le combina.

b) Ghimbirul este unul dintre acele ingrediente vechi de secole și este atât aromat, cât și puternic. Este un antiinflamator natural și s-a dovedit că are rezultate dramatic impresionante la persoanele care suferă de artrită. Cel mai important este un puternic stimulator al sistemului imunitar.

40. Gustare savuroasă de după-amiază

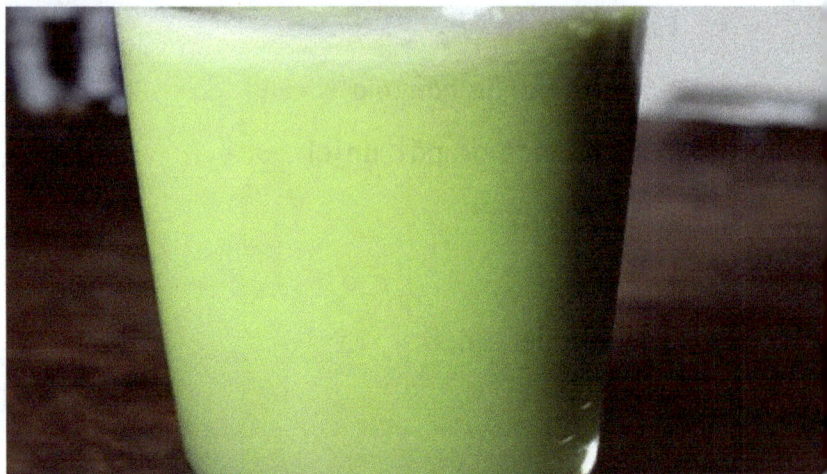

Ingrediente:

- 3 mere
- 1 castravete
- 1 Lămâie
- 5 tulpini de varză

Directii:

a) Amestecați toate ingredientele pentru a le combina.

b) Bucurați-vă.

41. Spanac cu Ananas

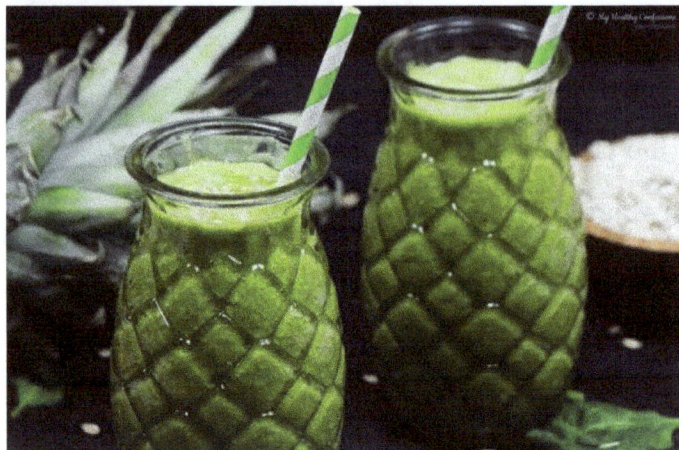

Ingrediente:

- ½ ananas
- 1 castravete
- 2 legături de spanac

Directii:

a) Amestecați toate ingredientele pentru a le combina.

b) Bucurați-vă.

42. Stimulator de metabolism

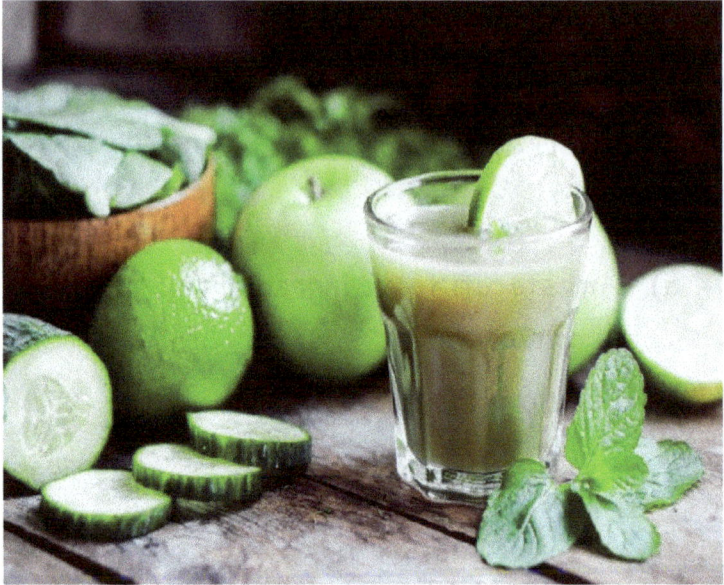

Ingrediente:

- 1 castravete
- 3 tulpini de țelină
- O mână de mentă proaspătă
- 2 frunze de varză
- 1 Lămâie decojită

Directii:

a) Amestecați toate ingredientele pentru a le combina.

b) Bucurați-vă.

43. Trezire ultra-verde

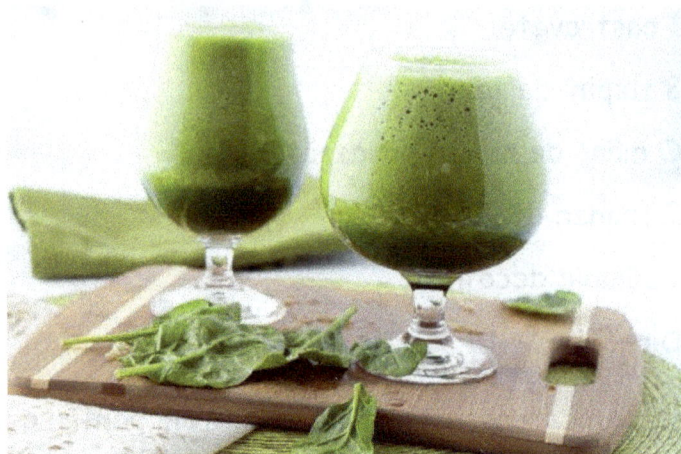

Ingrediente:

- 1 para
- 1 castravete
- 4 tulpini de țelină
- 3 crengute de menta
- 4 Tei mici

Directii:

a) Amestecați toate ingredientele pentru a le combina.

b) Bucurați-vă.

44. Racor de după-amiază

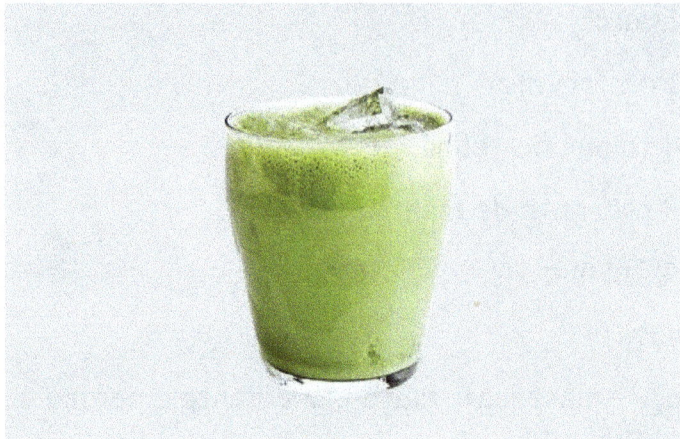

Ingrediente:

- 1 măr
- 1 para
- $\frac{1}{2}$ castravete
- 3 frunze de varză
- O mână de mentă proaspătă

Directii:

a) Amestecați toate ingredientele pentru a le combina.

b) Bucurați-vă.

45. Smoothie stimulant

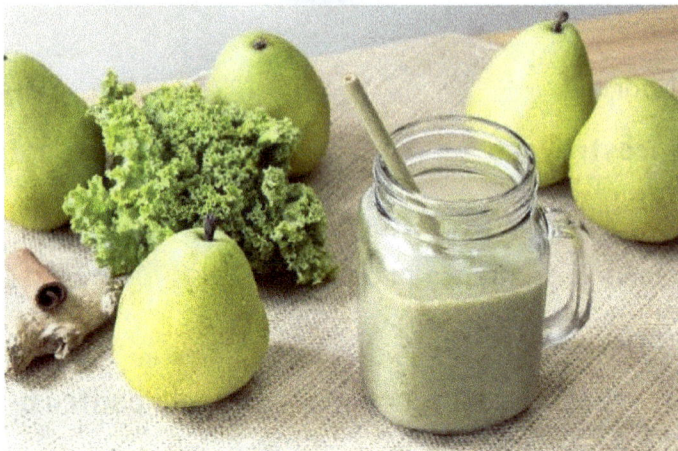

Ingrediente:

- 1 buchet Kale
- O mână mare de mentă proaspătă
- 2 mere
- 1 Lămâie decojită

Directii:

a) Amestecați toate ingredientele pentru a le combina.

b) Bucurați-vă.

46. Citrus Delight

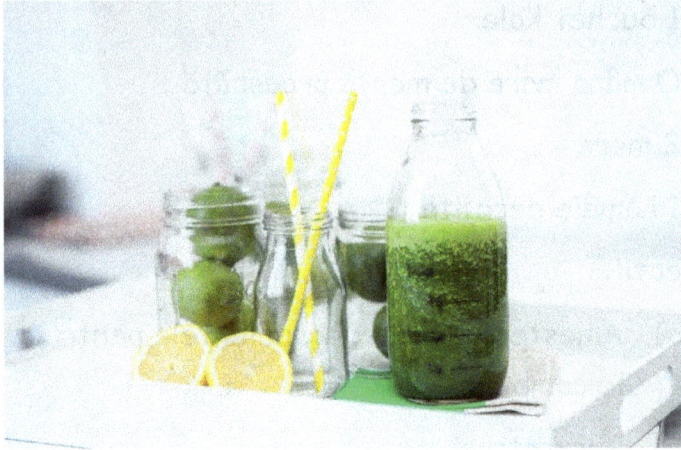

Ingrediente:

- 4 căni de spanac
- 1 buchet Kale
- 2 portocale
- 1 castravete

Directii:

a) Amestecați toate ingredientele pentru a le combina.

b) Bucurați-vă.

SMOOTHIES VERZI PROTEINICE

47. Explozie de caju

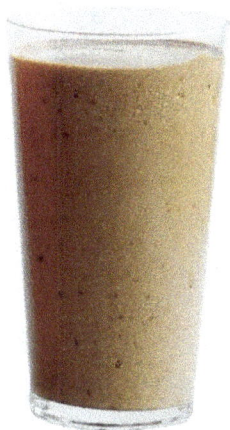

Ingrediente:

- 5-7 sâmburi de nuci caju
- Frunze de spanac
- Sirop de lamaie
- caș
- Zahăr

Directii

a) Fierbeți pe jumătate frunzele de spanac și scăpați de aspectul său crud. Amestecați bine siropul de lămâie și cheagul gros într-un castron. Măcinați sâmburii de caju și zahărul pentru a obține un amestec grosier.

b) Se pun frunzele pe jumătate fierte în caș și se adaugă sâmburii grosier de caju cu zahăr. La final amestecați puțin pentru a da o textură uniformă. Savurați acest smoothie cu pâine prăjită.

48. Iaurt cu scorțișoară

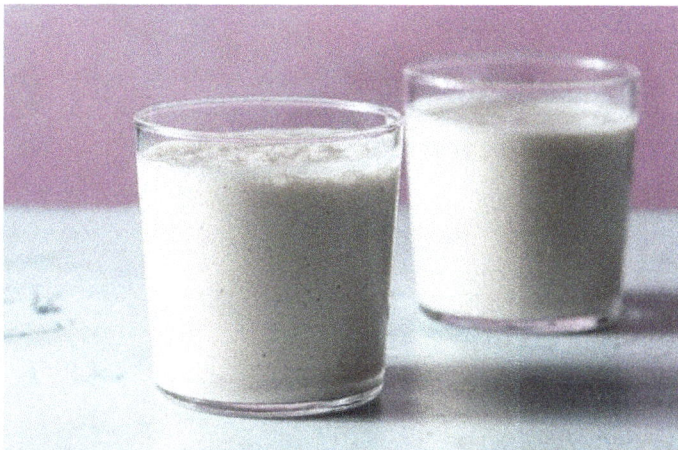

Ingrediente:

- 1 castravete copt
- 1 cană lapte de ovăz
- Un praf de scortisoara
- Sare
- Frunze de coriandru
- Iaurt probiotic

Directii

a) Tăiați castravetele în bucăți de dimensiuni medii și amestecați toate ingredientele, cu excepția scorțișoioarei, într-o râșniță. Pune-l la frigider pentru o vreme.

a) Chiar inainte de servire, adauga un praf de scortisoara si orneaza cu frunze de coriandru.

49. Arahide cu mentă și miere

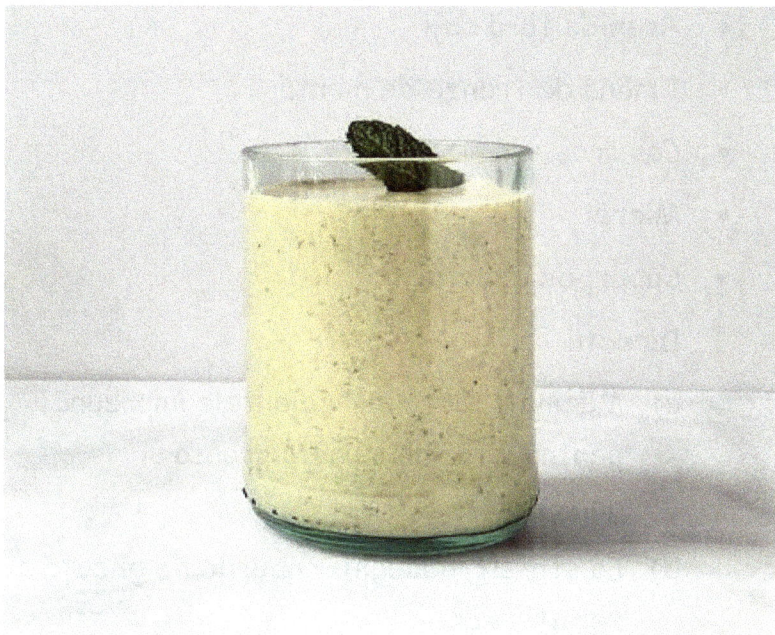

Ingrediente:

- Arahide fără coji
- 1 mână de frunze de mentă
- Caș gros
- Miere
- Cuburi de gheata

Directii

a) Măcinați toate ingredientele împreună pentru a forma o pastă groasă și uniformă.

b) La sfârșit, adăugați cuburile de gheață și serviți rece.

50. Kiwi Guava Burst

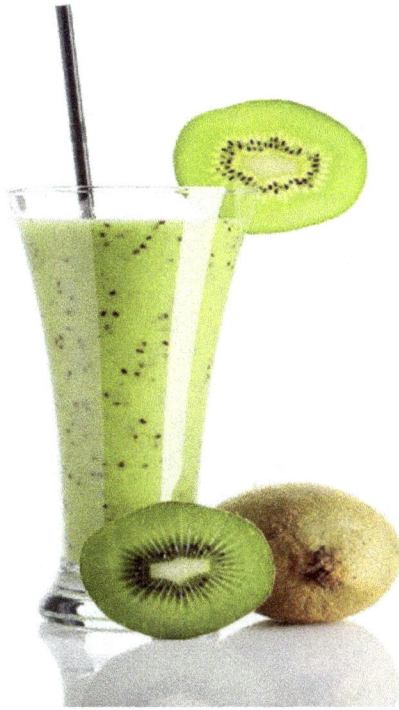

Ingrediente:

- 1 Kiwi
- 1 Guava
- Suc de cocos
- Boabe de porumb proaspete
- Cuburi de gheata

Directii

a) Tăiați kiwi și guava în bucăți mici.

b) Măcinați boabele de porumb cu apă de cocos și adăugați bucățile de fructe tocate în el. Serviți cu cuburi de gheață.

51.Surpriză cu spanac

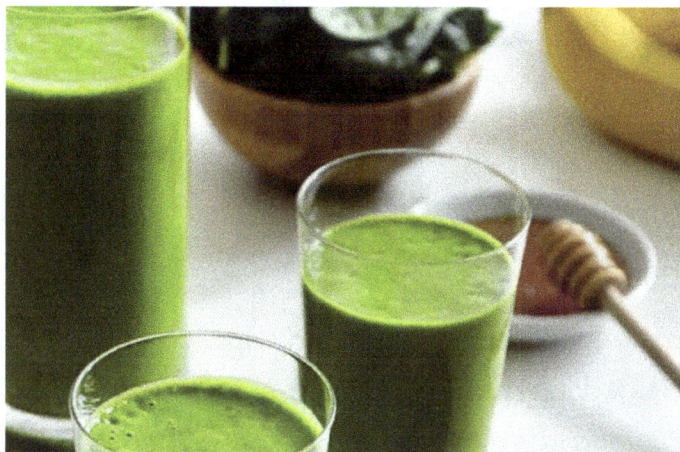

Ingrediente:

- Felii de Pâine
- Frunze de spanac
- Iaurt
- Sirop de lamaie

Directii

a) Amestecați frunzele de spanac în iaurt. Adăugați felii de pâine și amestecați din nou pentru a obține o textură groasă.

b) Adăugați sirop de lămâie după gust și serviți la temperatura camerei.

52. Lichi cu ouă şi miere

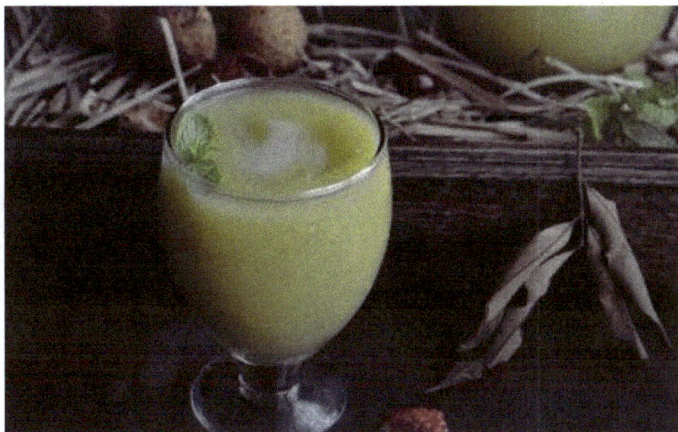

Ingrediente:

- Albușuri de ou
- Lapte
- 7-8 litchi
- 2 castraveți
- Miere

Directii

a) Amesteca bine albusul cu laptele si mierea. Curățați și tăiați litchiul în bucăți mici și lăsați deoparte. Se amestecă castraveții cu amestecul de lapte. Adăugați bucățile de litchi astfel încât să plutească în smoothie.

b) Acest lucru va da aromă și gust ca nimeni altul.

53. Migdale şi banane

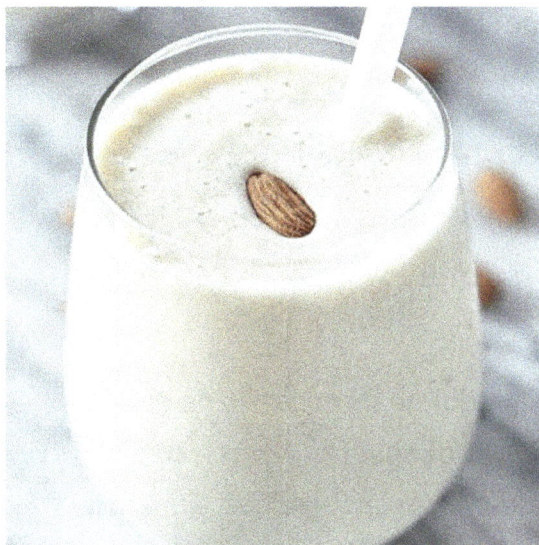

Ingrediente:

- 1 banană medie
- Bucăți de ananas cuburi
- Frunze de mentă proaspătă
- Migdale prajite
- Cuburi de gheata

Directii

a) Tăiați migdalele în bucăți fine și păstrați-le deoparte. Amestecați frunzele de banană, ananas și mentă împreună cu cuburi de gheață pentru a da un amestec asemănător cu noroiul.

b) Se ornează cu felii de migdale chiar înainte de servire.

54. Salata verde cu iaurt si portocala

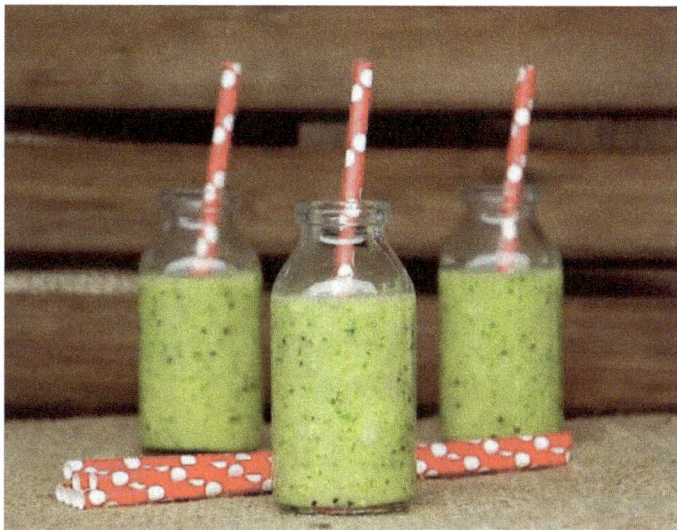

Ingrediente:

- Frunze de salată verde
- Iaurt gros proaspăt
- Pulpă de portocală
- Gheață

Directii

a) Amestecați iaurtul cu pulpa de portocală pentru a da o textură netedă. Se fierbe salata verde pe jumatate si se adauga frunzele tocate in amestecul de iaurt.

b) Amestecați bine. La final, adăugați gheață pisată la acest amestec și serviți rece.

55. Pear and Banana Blast

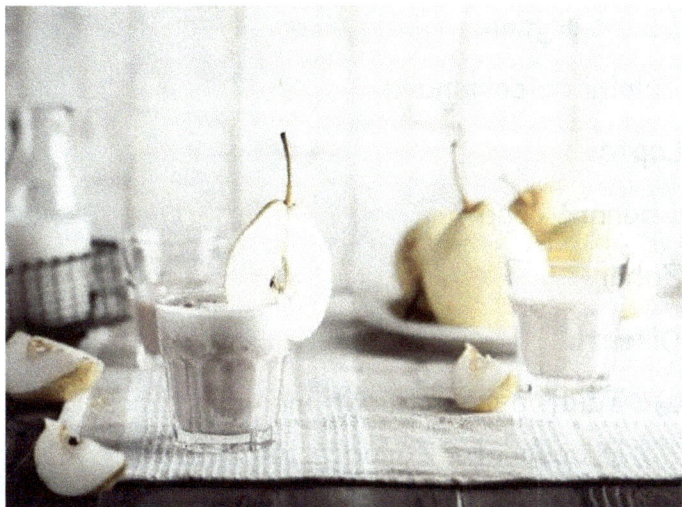

Ingrediente:

- 1 para organic
- Tulpini de coriandru
- Lapte
- 1 banană coaptă
- Zahăr

Directii

a) Tăiați pera în bucăți mai mici și păstrați-le deoparte. Zdrobiți tulpinile de coriandru în lapte. Adăugați banana coaptă în lapte și amestecați bine. Adăugați zahăr după gust și adăugați bucățile de pere tăiate în smoothie.

b) Opțional, puteți adăuga frunze de mentă în smoothie pentru a spori gustul și aroma.

56. Smoothie cu Spirulina

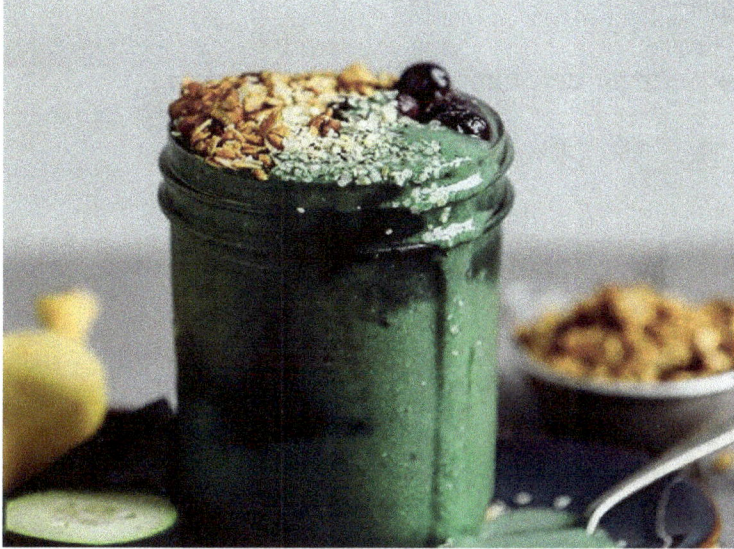

Ingrediente:

- 1 lingurita Spirulina
- Buton de ghimbir de 2-3 centimetri
- Frunze de spanac
- Iaurt cu fructe
- Apa fierbinte

Directii

a) Amestecați spirulina cu frunzele de spanac pentru a obține o pastă groasă. Se diluează pasta cu iaurt cu fructe după gust și textura preferată.

b) Fierbeți ghimbirul în apă fierbinte și extrageți-i aroma. Adăugați extractul de ghimbir la amestecul de spanac și spirulina.

c) Încălziți amestecul până devine călduț și beți smoothie-ul la acea temperatură, de preferință înainte de mese.

57. Smoothie de smochine şi nuci

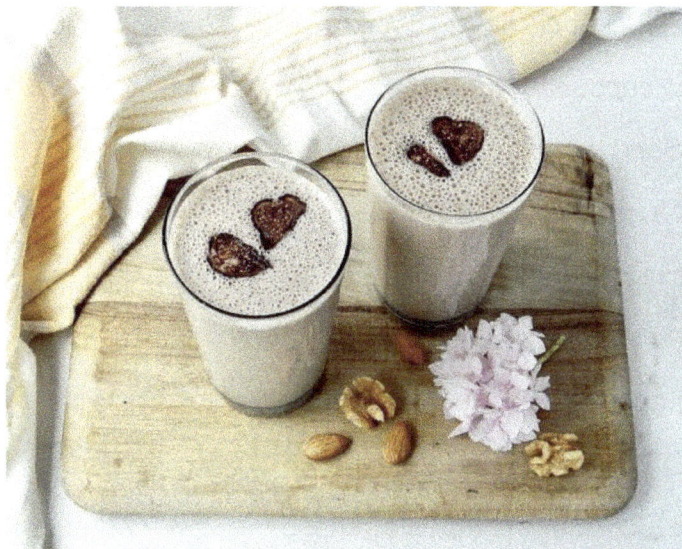

Ingrediente:

- 1-2 Smochine proaspete
- 3 căpșuni
- Sare
- Nuci
- Frunze de coriandru
- Cuburi de gheata
- Lapte

Directii

a) Adăugați laptele, căpșunile, smochinele și frunzele de coriandru în lapte și amestecați-l până devine omogen și uniform.

b) Rupeți nucile în bucăți mai mici și zdrobiți-o cu cantitatea necesară de sare.

c) Adăugați zdrobirea grosieră de nucă chiar înainte de a servi. Servit rece.

58. Smoothie cu fistic și banane

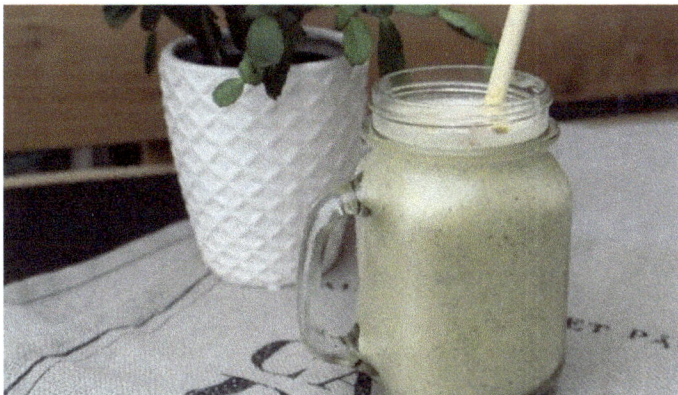

Ingrediente:

- Fistic
- Apa calda
- 1 măr
- 1 banană
- 3 castraveți

Directii

a) Adăugați bucăți de mere tocate în apă caldă și zdrobiți banana într-o pastă. Rade castraveții și adaugă-i în pasta de banane.

b) Se amestecă bine pasta și se adaugă în apa călduță care conține bucăți de mere. Nu amestecați. Tăiați fisticul în două și adăugați-le în pulpa de măr. Acum amestecați doar pasta de banane și pulpa de mere.

c) Folosește apă caldă pentru a uniformiza textura. Serviți cald.

59. Smoothie de soia

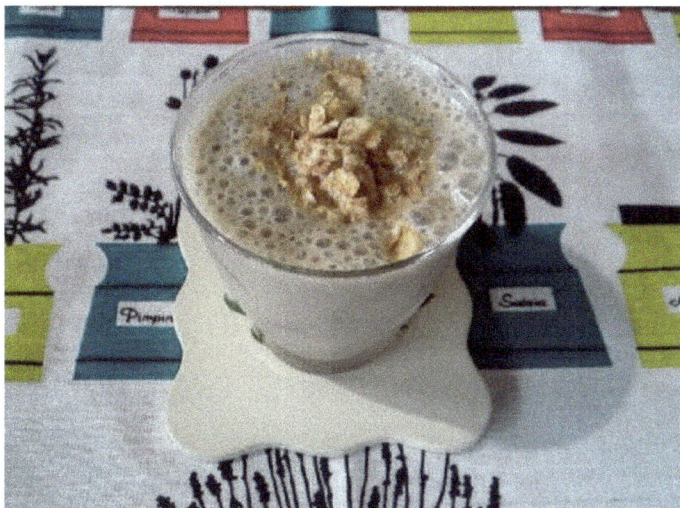

Ingrediente:

- Albușuri de ou
- Lapte de soia
- Brânză de vacă
- Zahăr
- Sare

Directii

a) Amestecați albușurile, laptele de soia și brânza de vaci pentru a da o textură granulată smoothie-ului. Adăugați zahăr și sare într-o proporție care adaugă savoare limbii.

b) Pe smoothie, rade din nou niște brânză de vaci.

60. Smoothie cu mazăre de vacă

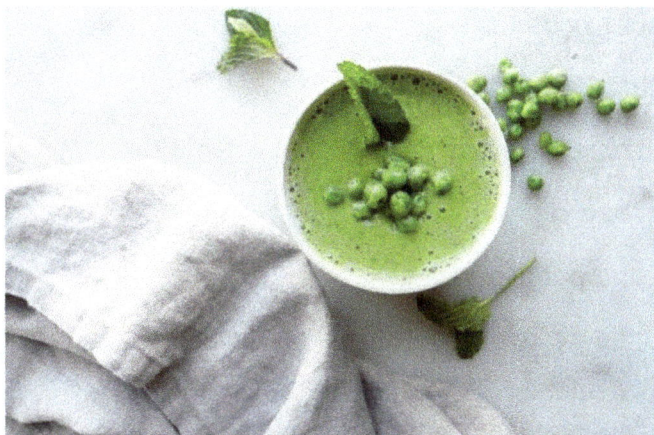

Ingrediente:

- Iaurt gros
- Pulpă de portocală
- Mazăre de vacă
- Frunze de menta
- Ceapa proaspata
- Sursa de proteine: albusuri de ou, lapte de soia, branza de vaci.

Directii

a) Ceapa se toaca marunt si se caleste la foc mic. Pune-le deoparte. Fierbeți mazărea pe jumătate, astfel încât să le facă spongioase și moi.

b) Amestecați iaurtul, pulpa de portocale și ceapa pentru a obține o pastă groasă. Adaugam mazarea la final.

c) Foloseste frunze de menta pentru a o orni in timpul servirii. Servit rece.

SMOOTHIES DETOX PENTRU MIC DEJUN

61. Masina de detoxifiere verde

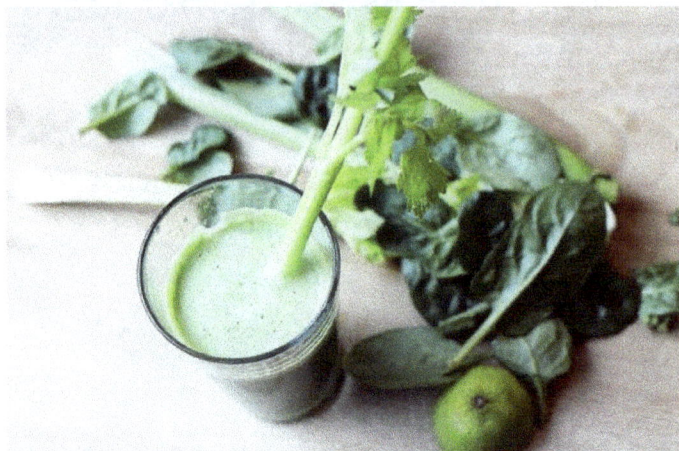

Ingrediente:

- 1/2 cană suc de portocale
- 2 lingurite Ghimbir
- 2 căni de Kale
- 1/2 cană Coriandru
- 1 Lime (îndepărtați semințele, păstrați coaja)
- 1 măr verde
- 1 banana (congelata, tocata)

Directii:

a) Amestecați toate ingredientele pentru a le combina.

b) Bucurați-vă.

62. Smoothie cu frunze verzi

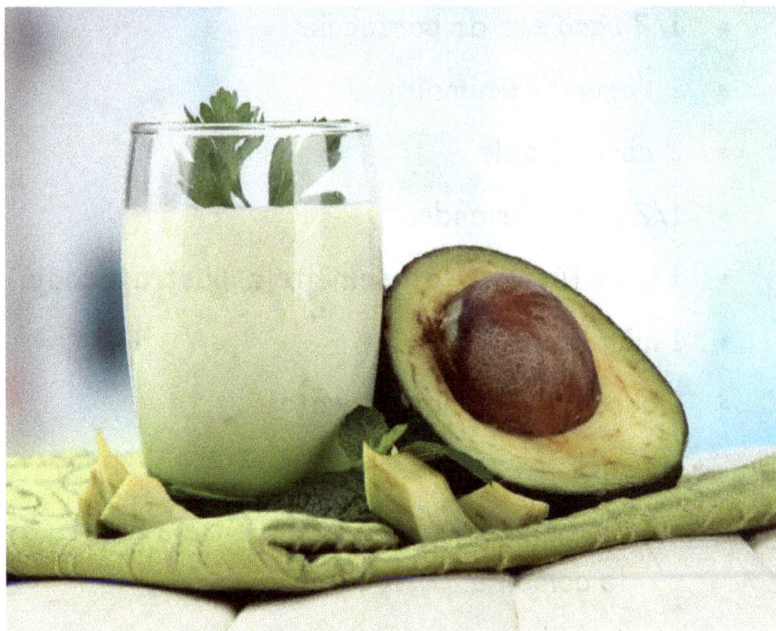

Ingrediente:

- 1/2 cană suc de mere
- 2 căni de verdeață mixtă
- 1 cană spanac
- 1 lămâie (îndepărtați semințele, păstrați coaja)
- 1 para
- 1 banana (congelata, tocata)

Directii:

a)   Amestecați toate ingredientele pentru a le combina.

b)   Bucurați-vă.

63. Smoothie verde cu avocado

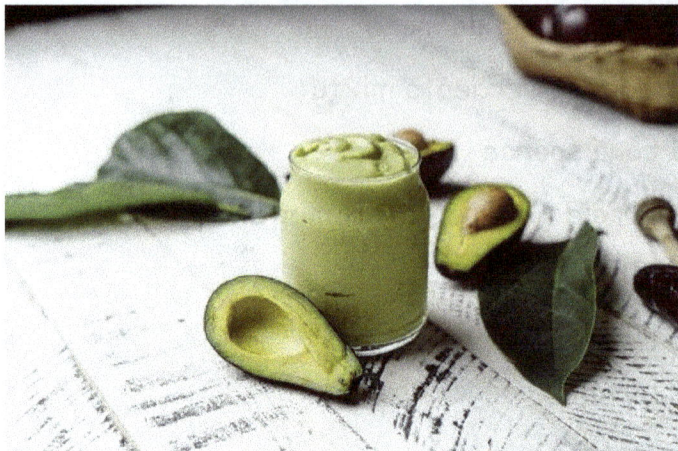

Ingrediente:

- 3/4 cană apă de cocos
- 1/2 cană Kale
- 1/2 cană spanac
- 1/2 cană de avocado
- 2 căni de struguri fără semințe
- 1 para
- 4 - 5 cuburi de gheață

Directii:

a) Amestecați toate ingredientele pentru a le combina.

b) Bucurați-vă.

64. Smoothie de morcovi

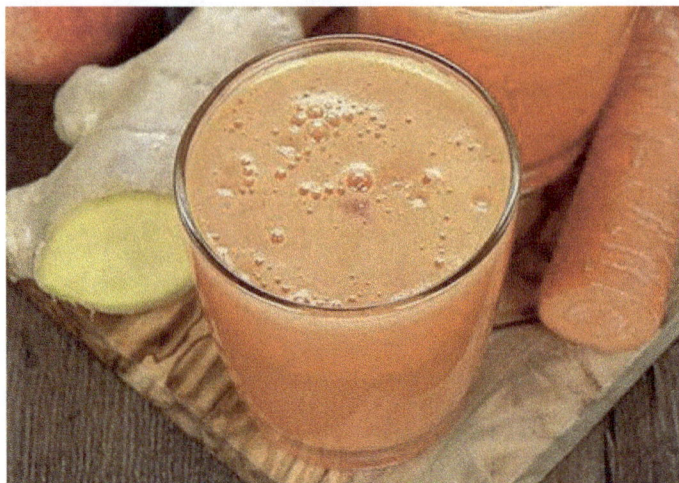

Ingrediente:

- 1/2 cană apă
- 1/2 cană lapte degresat
- 1/2 linguriță. Scorțișoară
- 1/8 cană de ovăz laminat de modă veche
- 1/2 cană spanac
- 2 morcovi mici sau 1 morcov mare (cu vârfuri verzi)
- 1 banana (congelata, tocata)
- 4 - 5 cuburi de gheață

Directii:

a) Amestecați toate ingredientele pentru a le combina.

b) Bucurați-vă.

65. Smoothie cu pepene verde

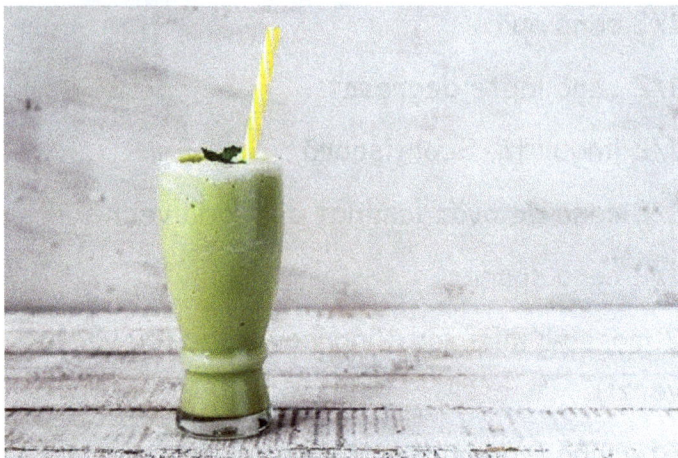

Ingrediente:

- 1/2 cană apă
- 3 linguri. Miere
- 1 felie de lime (îndepărtați semințele, păstrați coaja)
- 1 cană Kale
- 1/2 cană Cantalup
- 1/2 cană Honeydew
- 4 - 5 cuburi de gheață

Directii:

a) Amestecați toate ingredientele pentru a le combina.

b) Bucurați-vă.

66. Deliciu răcoritor de castraveți

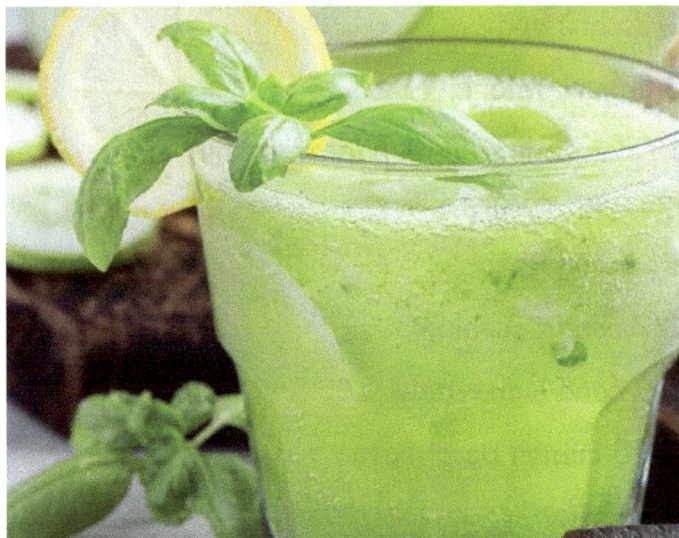

Ingrediente:

- 1/2 cană apă
- 4 linguri. Miere
- 2 căni de Kale
- 1 felie de lime (îndepărtați semințele, păstrați coaja)
- 2 castraveți (se îndepărtează semințele și coaja)
- 4 - 5 cuburi de gheață

Directii:

a) Amestecați toate ingredientele pentru a le combina.

b) Bucurați-vă.

67. Smoothie verde de fructe de padure

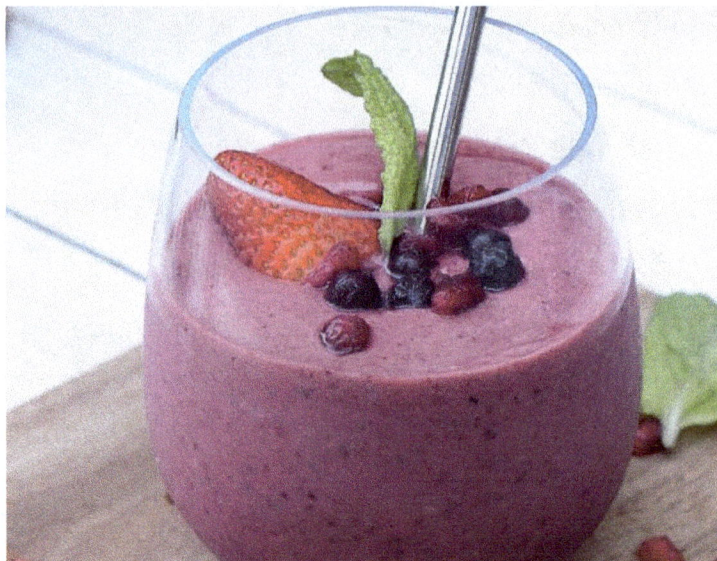

Ingrediente:

- 1/2 cană suc de mere
- 1 cană spanac
- 2 cani de fructe de padure amestecate
- 1 banana (congelata, tocata)
- 4 - 5 cuburi de gheață

Directii:

a) Amestecați toate ingredientele pentru a le combina.

b) Bucurați-vă.

68. Smoothie cu banane

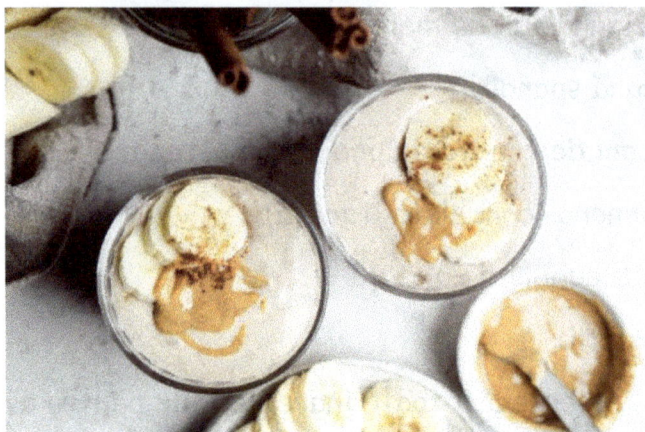

Ingrediente:

- 1/2 cană lapte
- 1/2 cană iaurt vanilie
- 2 lingurite Miere
- 1/4 lingurita. Scorţişoară
- 2 banane
- 1 cană spanac
- 4 - 5 cuburi de gheață

Directii:

a) Amestecaţi toate ingredientele pentru a le combina.

b) Bucuraţi-vă.

69. Smoothie cu pepene verde

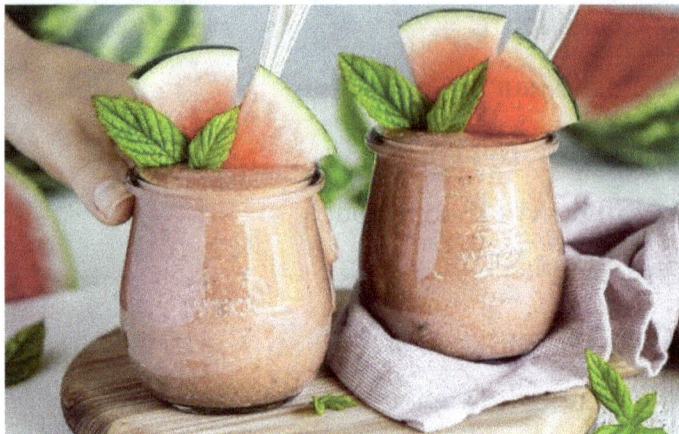

Ingrediente:

- 2 căni de pepene verde
- 1 cană spanac
- 1/2 cană căpșuni
- 1/2 cană de piersici congelate
- 4 - 5 cuburi de gheață

Directii:

a) Amestecați toate ingredientele pentru a le combina.

b) Bucurați-vă.

70. Smoothie cu unt de arahide

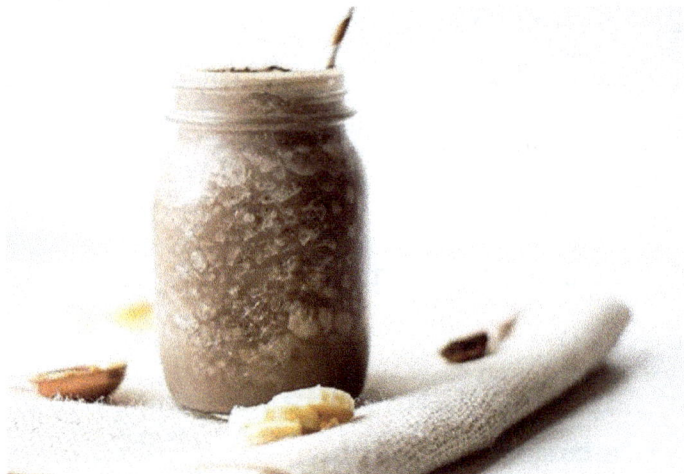

Ingrediente:

- 1 cană lapte degresat
- 3 linguri. Unt de arahide
- 2 căni de spanac
- 1 banana (congelata, tocata)

Directii:

a) Amestecați toate ingredientele pentru a le combina.

b) Bucurați-vă.

71. Smoothie cu căpșuni și banane

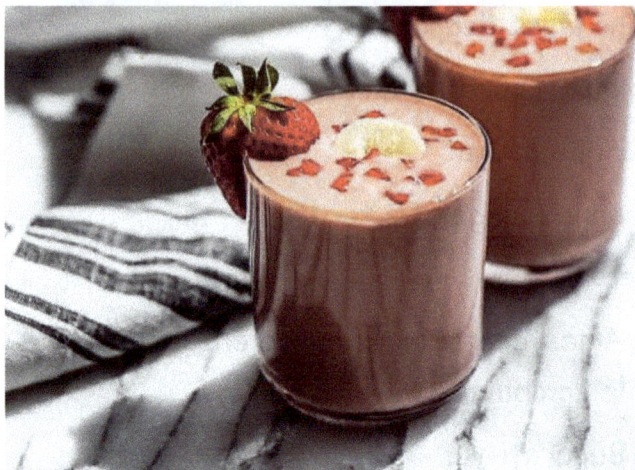

Ingrediente:

- 1/2 cană apă
- 1/2 cană lapte degresat
- 1/2 cană iaurt vanilie
- 2 lingurite Miere
- 1 cană de verdeață mixtă
- 1/2 cană căpșuni
- 1 banana (congelata, tocata)
- 4 - 5 cuburi de gheață

Directii:

a) Amestecați toate ingredientele pentru a le combina.

b) Bucurați-vă.

72. Visul de migdale

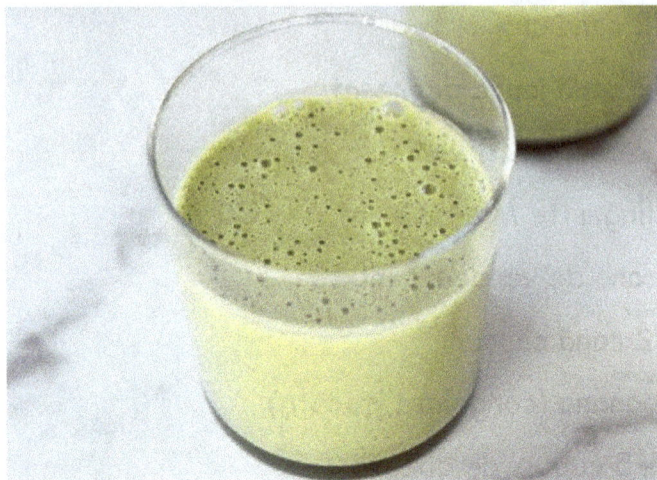

Ingrediente:

- 1 cană lapte de migdale
- 3 linguri. Unt de migdale
- 1 cană Kale
- 1 cană spanac
- 1/4 cană afine
- 1/4 cană mure
- 4 -5 cuburi de gheață

Directii:

a) Amestecați toate ingredientele pentru a le combina.

b) Bucurați-vă.

73. Smoothie cu fructe verzi şi nuci

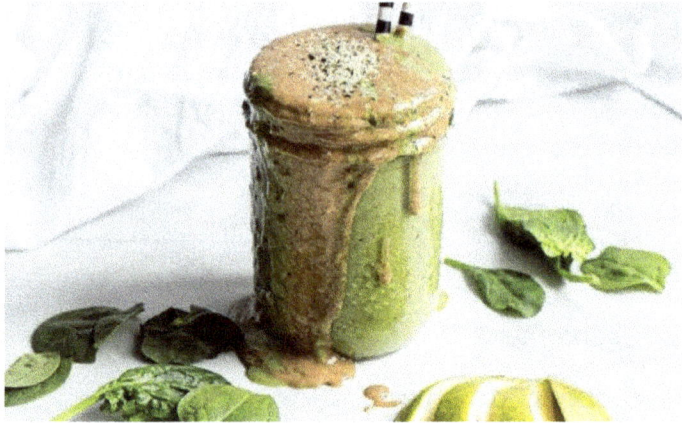

Ingrediente:

- 1 cană lapte de migdale
- 1/4 cană semințe de floarea soarelui
- 1/4 cană caju
- 3 căni de spanac
- 2 Date
- 1/2 cană afine
- 1 banană
- 4 - 5 cuburi de gheață

Directii:

a) Amestecați toate ingredientele pentru a le combina.

b) Bucurați-vă.

74. Smoothie verde mentă

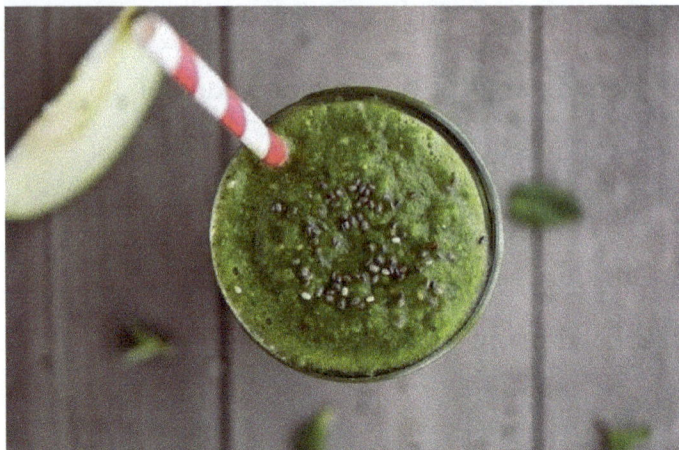

Ingrediente:

- 1/2 cană suc de mere
- 1 lingura. Ghimbir de pamant
- 1/4 cană frunze de mentă
- 1 cană spanac
- 1 cană Kale
- 1 para
- 4 - 5 cuburi de gheață

Directii:

a) Amestecați toate ingredientele pentru a le combina.

b) Bucurați-vă.

SMOOTHIES DETOX PENTRU PRANZ

75. Smoothie verde de ţelină

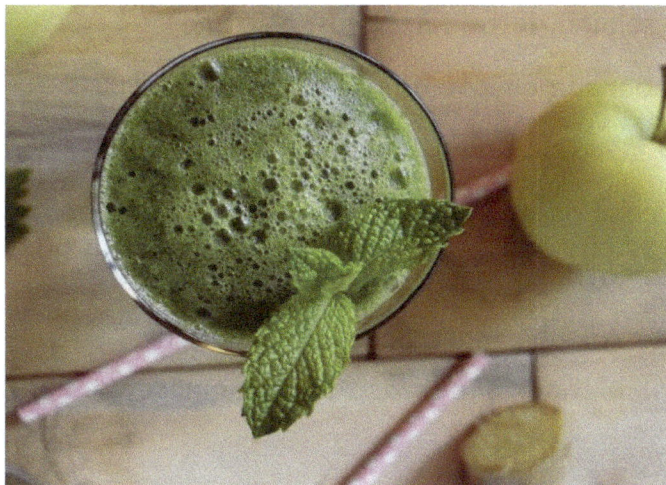

Ingrediente:

- 1 tulpină de țelină, feliată subțire
- 4 banane coapte adevărate
- O mână de Baby spanac
- 1 cană de apă cu gheață sau cuburi de gheață

Directii:

a) Adaugă toate aceste ingrediente în blender și pasează până la omogenizare.

76. Smoothie verde gură

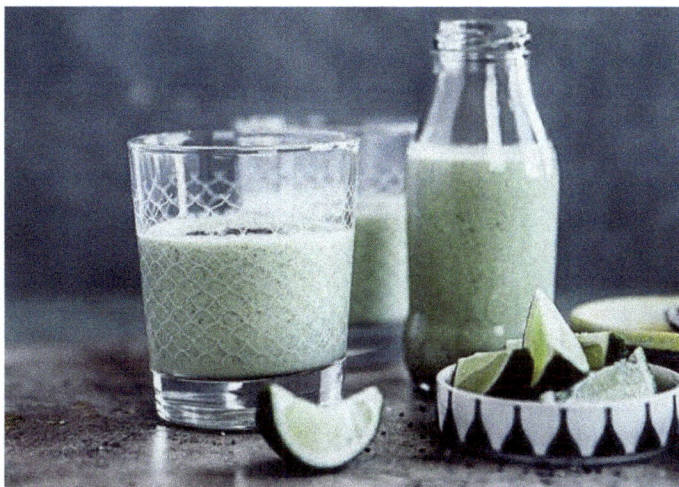

Ingrediente:

- 4 uncii. Suc de cocos
- 1 banană congelată
- 1 cană de afine
- 1 cană de struguri fără semințe
- O mână de verdeață, fără tulpini și tulpină.
- $\frac{1}{2}$ cană de apă cu gheață sau cuburi de gheață

Directii:

a) Adăugați toate aceste ingrediente în blender și faceți piure până devine un smoothie. Acesta este chiar bun.

b) Tot acel amestec de arome ar face un prânz gustos.

77. Smoothie verde de mango

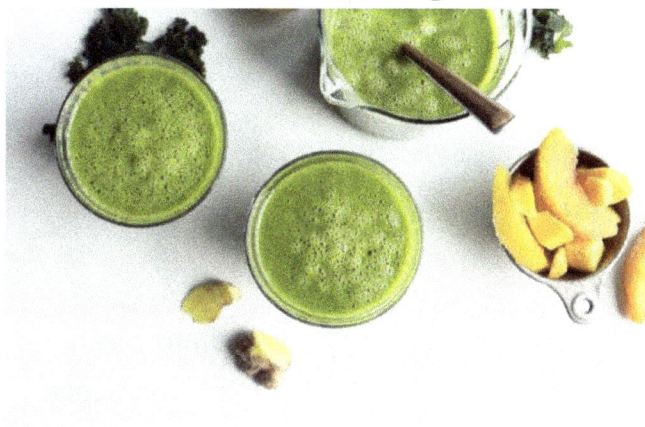

Ingrediente:

- 1 banană congelată
- 1 mango, feliat
- 2 pumni bune de Baby spanac
- 1 cană de apă cu gheață

Directii:

a) Adaugă toate aceste ingrediente în blender și pasează până la omogenizare

78. Smoothie verde delicios picant

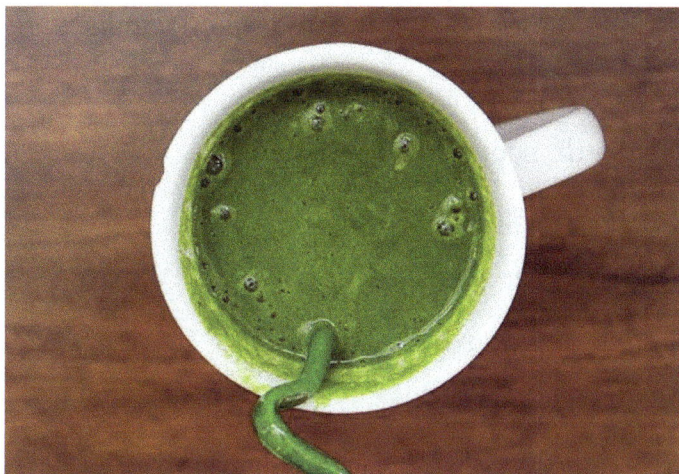

Ingrediente:

- ½ cană de lapte pur de migdale cu vanilie
- 1 banană
- Strop de scorțișoară
- 1 mână de spanac
- 1 lingură zer praf
- 1 cană de gheață

Directii:

a) Adaugă toate aceste ingrediente în blender și pasează până la omogenizare.

79. Smoothie verde universal

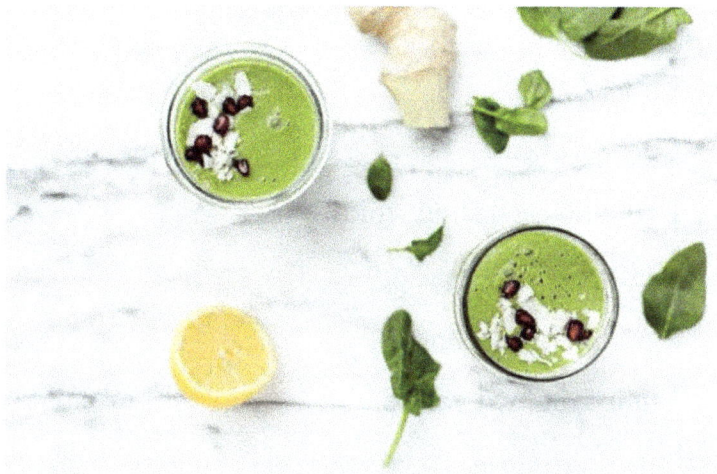

Ingrediente:

- 1 banană
- 1 măr feliat
- 1 pară feliată
- 1 tulpină de țelină, tăiată
- ½ Lămâie
- 2 pumni de spanac
- 1 mână Salată verde
- Puțin pătrunjel
- Puțin coriandru
- 1 cană de gheață

Directii:

a) Adăugați toate ingredientele în blender apoi stoarceți lămâia peste el. Se face piure până devine omogen.

80. Smoothie cu ceai verde

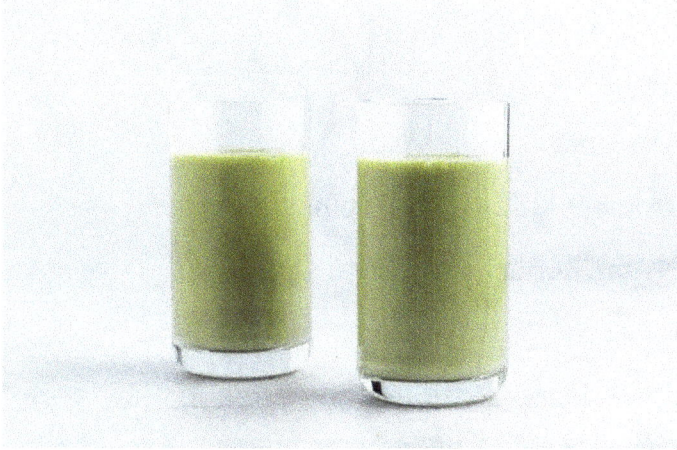

Ingrediente:

- 1 cană ceai verde
- 1 morcov
- 1 banană
- 2 pumni Kale (fără tulpini sau tulpină)
- Puține cuburi de gheață

Directii:

a) Adaugă toate ingredientele în blender și pasează până la omogenizare. Aceasta este o alegere excelentă pentru prânz.

81. Smoothie verde cu castraveţi şi lămâie

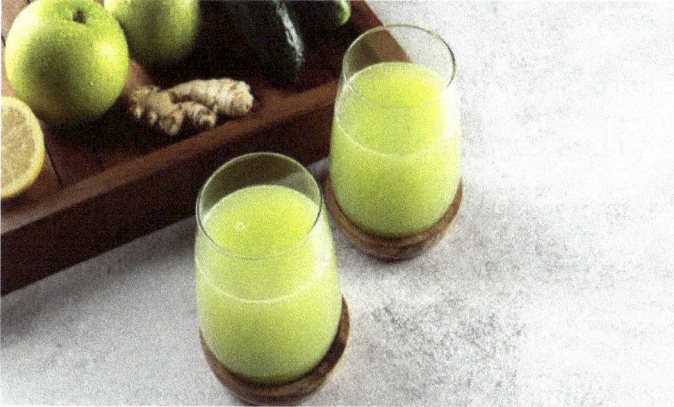

Ingrediente:

- 1 castravete
- 1 pară, feliată
- 4 tulpini de țelină
- 1 Lămâie decojită
- $\frac{1}{2}$ cană de apă cu gheață

Directii:

a) Adaugă toate aceste ingrediente în blender și pasează până devin netede.

b) Selecția perfectă pentru prânz; acesta vă va oferi energia de care aveți nevoie pentru restul după-amiezii.

82. Smoothie verde de caju

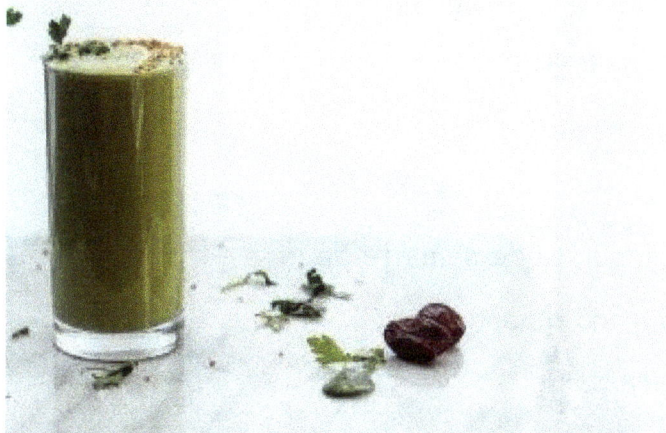

Ingrediente:

- 1 cană apă de cocos
- $\frac{1}{2}$ cană caju
- 1 banană
- 2 Date
- 1 linguriță de semințe de in
- O mână de spanac

Directii:

a) Adaugă toate ingredientele în blender și pasează până devine omogen.

b) Acesta este delicios, iar caju ul îi oferă ceva special. O alegere excelentă pentru prânz

83. Smoothie verde portocaliu

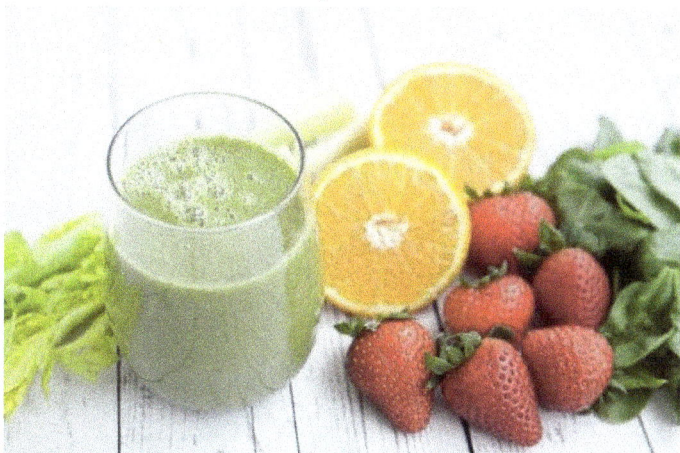

Ingrediente:

- 1 banană
- 5 căpșuni mari
- $\frac{1}{2}$ cană portocală decojită
- $\frac{1}{2}$ cană măr feliat
- Puțină semințe de in
- 2 pumni de spanac
- 1 cană de apă cu gheață

Directii:

a) Se amestecă toate ingredientele în blender și se pasează până la omogenizare.

b) Acesta este minunat și perfect pentru prânz.

84. Smoothie cu fructe și verde

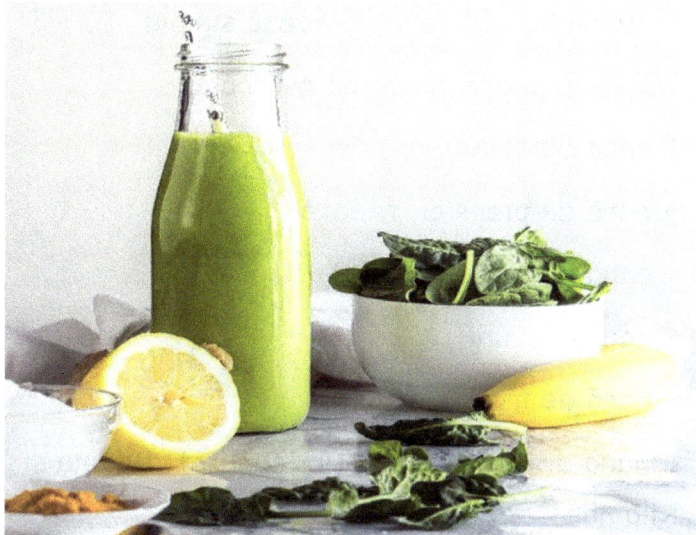

Ingrediente:

- 1 recipient mic Iaurt grecesc simplu
- 1/2 cană pudră proteică naturală
- $\frac{1}{2}$ cană de afine
- $\frac{1}{2}$ cană de piersici, feliate
- $\frac{1}{2}$ cană de ananas, feliat
- $\frac{1}{2}$ cană căpșuni
- $\frac{1}{2}$ cană de mango, feliat
- 1 mână de varză varză (îndepărtați tulpina și tulpinile)
- $\frac{1}{2}$ cană de apă cu gheață

Directii:

a) Adaugă toate aceste ingrediente în blender și pasează până la omogenizare.

b) Acesta este în afara lumii.

85. Smoothie verde de ghimbir

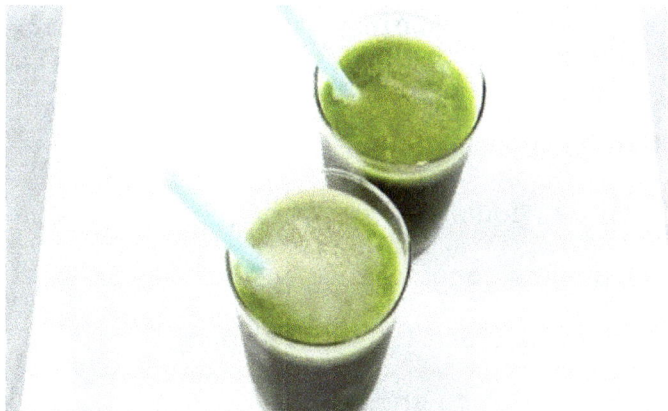

Ingrediente:

- Pumn mic de patrunjel
- 1 castravete, feliat
- 1 Lămâie decojită
- 1 inch de rădăcină de ghimbir
- 1 cană mere congelate
- 1 mână Kale (fără tulpini și tulpini)
- ½ cană de apă cu gheață

Directii:

a) Se amestecă toate aceste ingrediente în blender și se pasează până la omogenizare. Acesta este foarte bun.

b) Toate aceste ingrediente sunt minunate împreună. O alegere bună pentru prânz

86. Melon Green Shake

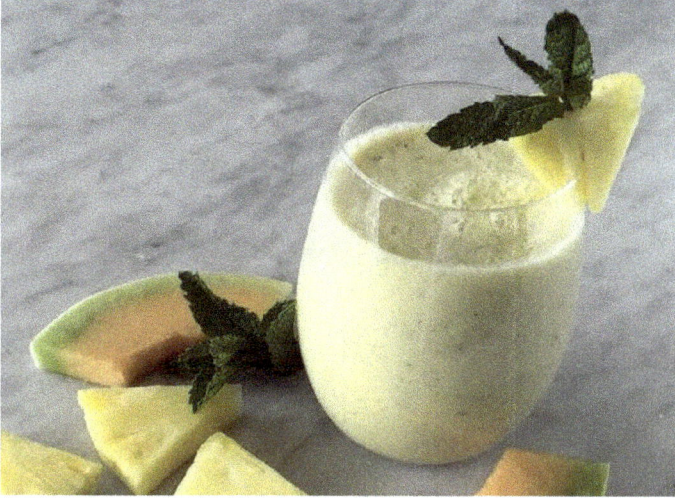

Ingrediente:

- ½ cană de cireșe negre, fără sâmburi
- 1 banană
- Puțină mână de Kale, tăiată
- ½ cană de afine
- ½ cană pepene verde
- ½ cană apă de cocos
- ½ cană cuburi de gheață

Directii:

a) Adaugă toate aceste ingrediente în blender și pasează până devine omogen. Acesta este foarte bun.

b) Toate aromele sunt minunate împreună.

87. Smoothie verde cu iaurt cu migdale și cocos

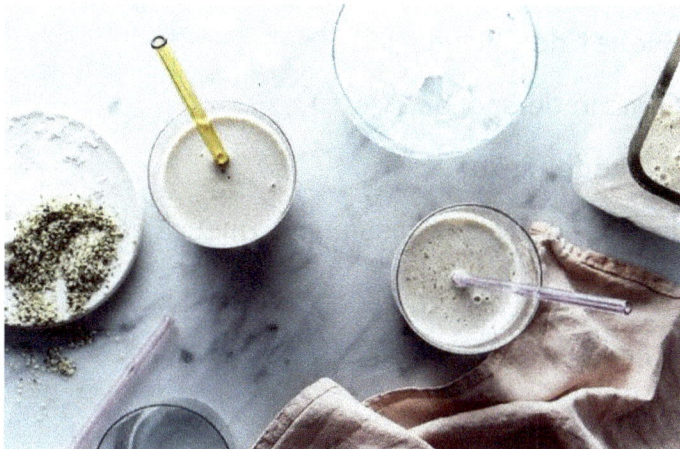

Ingrediente:

- 1 cană iaurt cu migdale și cocos
- Buchet de Coriandru
- O mână de spanac
- Avocado, feliat
- 1 cană de afine, căpșuni sau zmeură
- 1 mango, feliat
- $\frac{1}{2}$ cană apă de cocos
- Un praf de sare de mare
- Apa cu gheata

Directii:

a) Adaugă toate ingredientele în blender și pasează până la omogenizare. Adăugați apă după cum este necesar. Acesta este un smoothie verde delicios, cu un gust grozav.

b) Tot acest amestec de arome este un răsfăț de băut.

88. Smoothie verde răcoritor

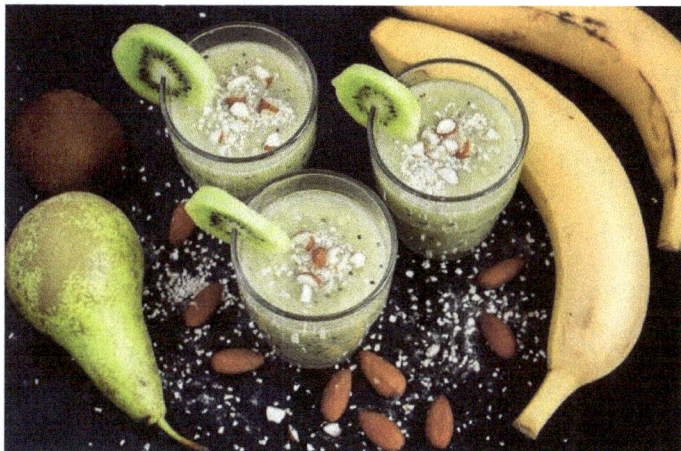

Ingrediente:

- 1 cană de ananas, tăiat
- 1 banană congelată, tăiată
- 1 mango, feliat
- $\frac{1}{2}$ cană de apă cu gheață
- Puțin de spanac pentru copii

Directii:

a) Adaugă toate ingredientele în blender și pasează până la omogenizare. Acesta este cu adevărat delicios și răcoritor.

b) Aceasta este o alegere excelentă pentru prânz.

SMOOTHIES DETOX PENTRU CINA

89. Smoothie verde cu zmeură de mentă

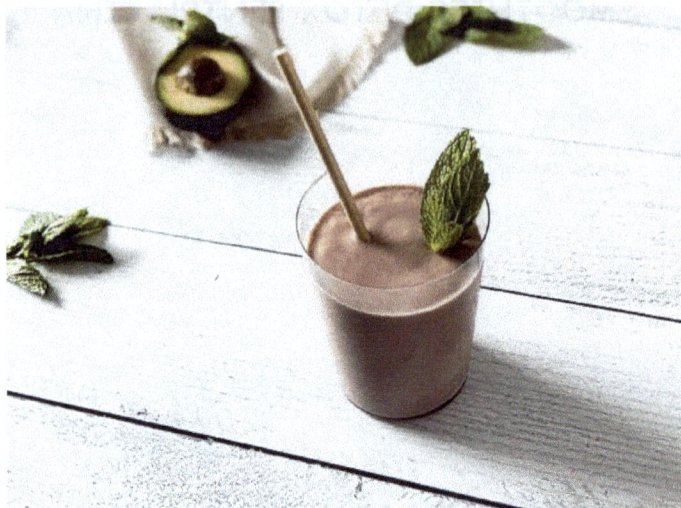

FACE:2 portii

Ingrediente:

- 1½ cani (78 g) verdeturi de papadie

- ¼ cană (23 g) de mentă tocată

- 2½ căni (308 g) de zmeură congelată

- 1 curmale Medjool fără sâmburi

- 2 linguri Seminte de in macinate

- Apa purificata

Directii:

a) Adăugați toate ingredientele, cu excepția apei purificateceașcă înaltă.Adăugați apă după cum doriți, asigurându-vă că nu treceLinia maximă.

b) Procesați până la omogenizare.

90. Smoothie de curăţare cu fructe de pădure

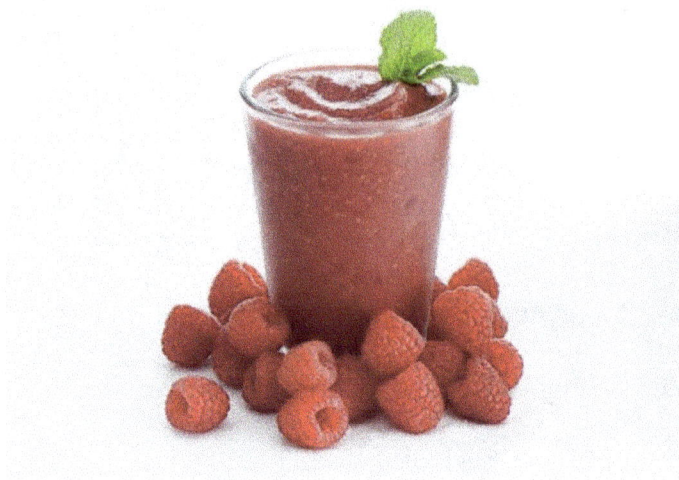

FACE:2 portii

Ingrediente:

- 3 frunze de smog, tulpinile îndepărtate

- ¼ cană (28 g) Merișoare coapte

- 2 căni (288 g) afine

- 1 curmale Medjool fără sâmburi

- 2 linguri Seminte de in macinate

- Apa purificata

Directii:

a) Adăugați toate ingredientele, cu excepția apei purificateceașcă înaltă.Adăugați apă după cum doriți, asigurându-vă că nu treceLinia maximă.

b) Procesați până la omogenizare.

91. Smoothie cu răsucire verde

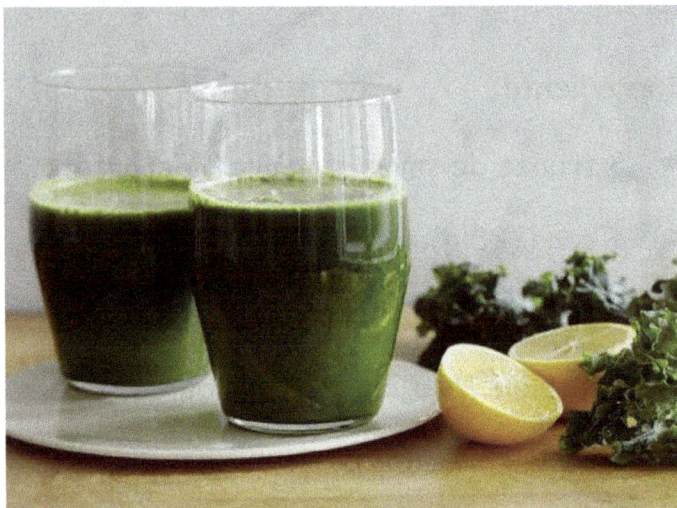

FACE:2 portii

Ingrediente:

- 1 cană (67 g) varză, tulpinile îndepărtate, coastele îndepărtate și tocate

- 1 cană (55 g) de verdeață de păpădie

- 1 portocala, curatata de coaja, fara samburi si tocata marunt

- 2 căni (288 g) căpșuni

- 2 kiwi, decojite și tocate

- $\frac{1}{2}$ lingură suc de lămâie

- Apa purificata

Directii:

a) Adăugați toate ingredientele, cu excepția apei purificateceașcă înaltă.Adăugați apă după cum doriți, asigurându-vă că nu treceLinia maximă.

b) Procesați până la omogenizare.

92. Smoothie verde cu Pina Colada

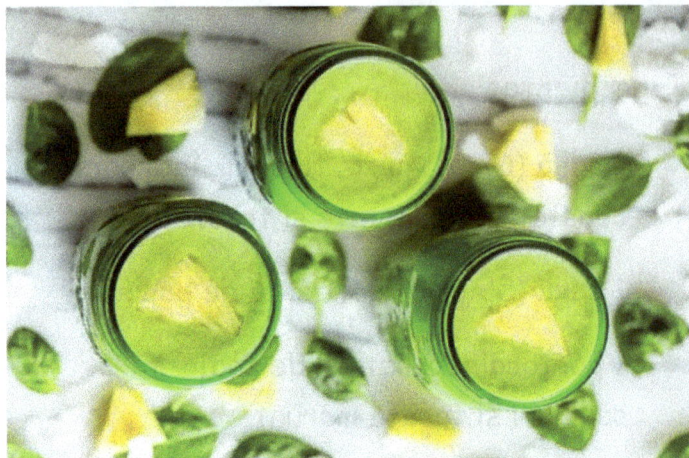

FACE:2 portii

Ingrediente:

- 2 căni (76 g) de sfeclă verde

- 1 cană (166 g) ananas proaspăt, tocat

- 1 cană (144 g) afine

- 1 lingura Seminte de in macinate

- 1 lingură ulei de cocos organic

- 1 cană (240 ml) apă de cocos

- Apa purificata

Directii:

a) Adăugați toate ingredientele, cu
   excepția apei purificateceașcă
   înaltă.Adăugați apă după cum doriți,
   asigurându-vă că nu treceLinia maximă.

b) Procesați până la omogenizare.

93. Răcitor de merişor pentru creson

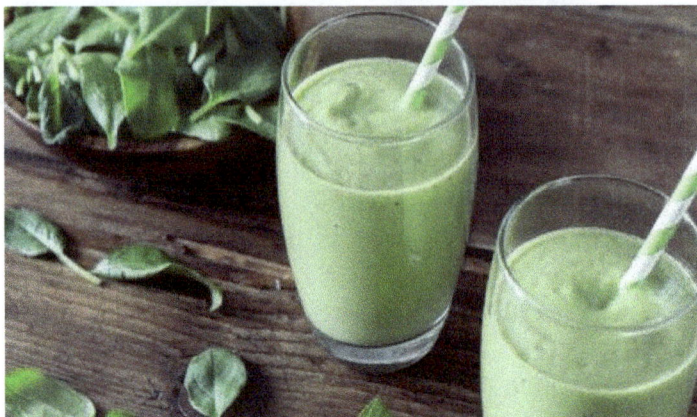

FACE:2 portii

Ingrediente:

- 2 cesti (70g) de nasturel
- $\frac{1}{4}$ cană (28 g) afine proaspete coapte
- 1 banană coaptă, feliată
- 1 portocala, curatata si tocata
- 1 curmal Medjool fără sâmburi (opțional)
- 1 lingura de iarba de grau pudra
- Apa purificata

Directii:

a) Adăugați toate ingredientele, cu excepția apei purificateceașcă înaltă.Adăugați apă după cum doriți, asigurându-vă că nu treceLinia maximă.

b) Procesați până la omogenizare.

94. Smoothie cu fructe de struguri

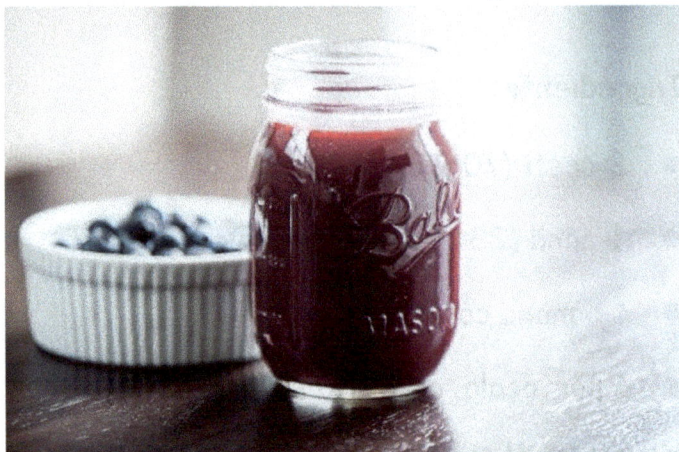

FACE:2 portii

Ingrediente:

- 2 cesti (60g) Baby spanac proaspat, tulpinile indepartate si tocate

- $\frac{1}{2}$ cană (46 g) struguri verzi fără seminţe

- 1 cană (124 g) zmeură

- 1 curba Medjool (opţional)

- 2 linguri seminte de chia

- 1 linguriţă de scorţişoară organică

- Apa purificata

Directii:

a) Adăugaţi toate ingredientele, cu excepţia apei purificateceaşcă înaltă.Adăugaţi apă după cum doriţi, asigurându-vă că nu treceLinia maximă.

b) Procesaţi până la omogenizare.

95. Smoothie cu afine ghimbir verde

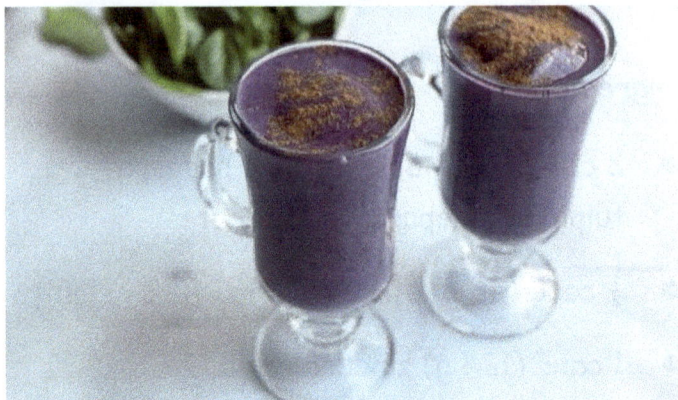

FACE:2 portii

Ingrediente:

- 2 căni (60 g) Baby Spanac

- 2 căni (288 g) afine

- 1 banană coaptă, feliată

- Rădăcină de ghimbir de 1 inch (2 cm), spălată și tocată

- 2 căni (480 ml) apă de nucă de cocos organică

- Apă purificată (opțional)

Directii:

a) Adăugați toate ingredientele, cu excepția apei purificateceașcă înaltă.Adăugați apă după cum doriți, asigurându-vă că nu treceLinia maximă.

b) Procesați până la omogenizare.

96. Smoothie verde cu mere cu avocado

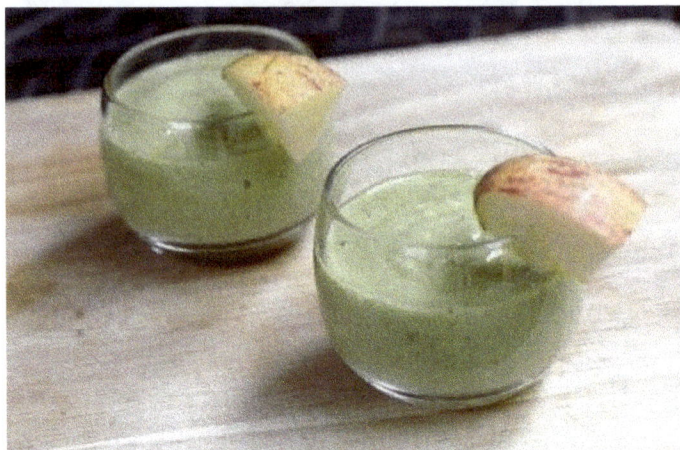

FACE: 2 portii

Ingrediente:

- 2 căni (76 g) de verdeață de primăvară

- 1 măr verde, fără miez și tocat

- 1 felie (100 g) de avocado

- $\frac{1}{2}$ cană (46 g) struguri roșii

- $\frac{1}{2}$ cană (77 g) afine

- $\frac{1}{2}$ linguriță suc de lămâie

- Apa purificata

Directii:

a) Adăugați toate ingredientele, cu excepția apei purificateceașcă înaltă.Adăugați apă după cum doriți, asigurându-vă că nu treceLinia maximă.

b) Procesați până la omogenizare.

97. Chia elvețiană elegantă

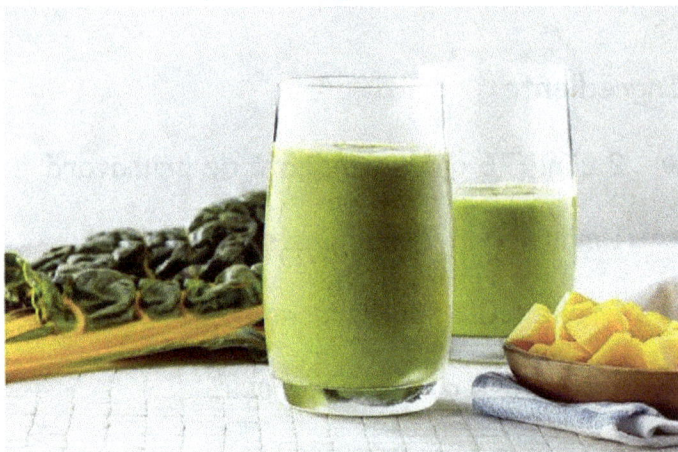

FACE: 2 portii

Ingrediente:

- $\frac{1}{2}$ cană (30 g) pătrunjel proaspăt

- $1\frac{1}{2}$ cani (54 g) smog elvețian, tocat

- 2 piersici coapte, fără sâmburi și tocate

- 1 întâlnire Medjool

- 1 cană (144 g) căpșuni

- 2 linguri seminte de chia

- Apa purificata

Directii:

a) Adăugați toate ingredientele, cu excepția apei purificateceașcă înaltă.Adăugați apă după cum doriți, asigurându-vă că nu treceLinia maximă.

b) Procesați până la omogenizare.

98. Smoothie verde de primăvară

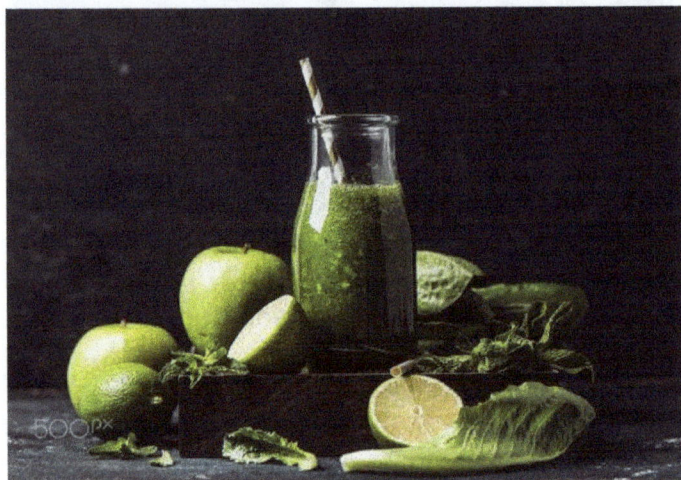

FACE: 2 portii

Ingrediente:

- 2 căni (76 g) de verdeață de primăvară
- 1 mango copt, tăiat cuburi
- 1 portocala, curatata de coaja, fara samburi si tocata marunt
- 1 cană (124 g) zmeură
- 2 linguri seminte de chia
- 1 lingura Seminte de in macinate
- Apa purificata

Directii:

a) Adăugați toate ingredientele, cu excepția apei purificateceașcă înaltă.Adăugați apă după cum doriți, asigurându-vă că nu treceLinia maximă.

b) Procesați până la omogenizare.

99. Smoothie verde Coco Berry

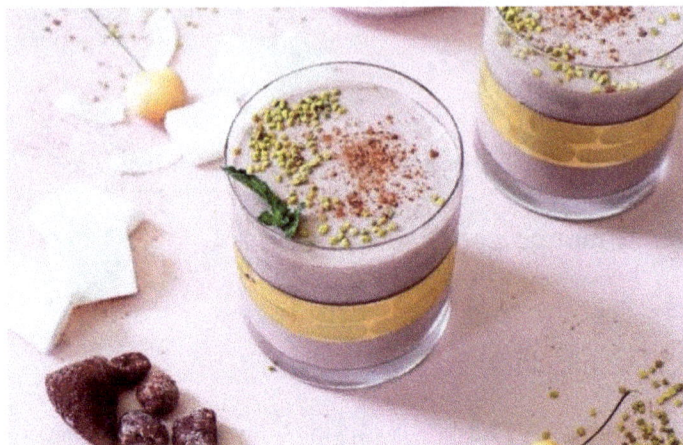

FACE: 2 portii

Ingrediente:

- 2 căni (72 g) smog elvețian, rupte

- ½ cană (83 g) bucăți de ananas, feliate

- 1 cană (144 g) afine

- 1 cană (152 g) pepene galben, tocat

- 1 lingura ulei de cocos extravirgin

- Apa purificata

Directii:

a) Adăugați toate ingredientele, cu excepția apei purificateceașcă înaltă.Adăugați apă după cum doriți, asigurându-vă că nu treceLinia maximă.

b) Procesați până la omogenizare.

100. Smoothie mixt de fructe de padure Goji

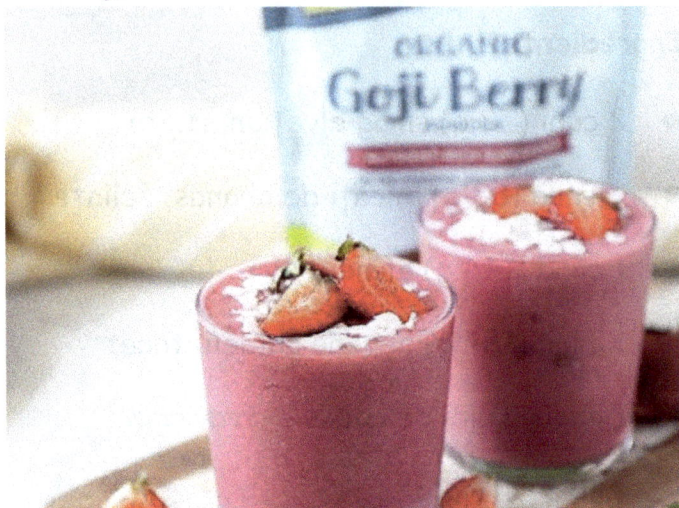

FACE: 2 portii

Ingrediente:

- 2 cesti (110g) Salata Romaine, tocata

- 1 banană coaptă, feliată

- ¼ cană (30 g) fructe de pădure Goji

- 1 cană (144 g) fructe de padure amestecate

- Rădăcină de ghimbir de 1 inch (2,5 cm).

- Apa purificata

Directii:

a) Adăugați toate ingredientele, cu excepția apei purificateceașcă înaltă.Adăugați apă după cum doriți, asigurându-vă că nu treceLinia maximă.

b) Procesați până la omogenizare.

CONCLUZIE

Începeți-vă dimineața cu un smoothie verde
vă poate ajuta să stabiliți un ton grozav
pentru întreaga zi. Cele mai multe dintre
aceste smoothie-uri de detoxifiere au doar
100 de calorii per porție, așa că veți dori să-l
combinați cu altceva, cum ar fi un ou sau
niște unt de arahide pe pâine prăjită din grâu
integral, dacă va fi o masă. Îl poți savura și
ca o gustare. Smoothi-urile sunt pline de
super-alimente bogate în antioxidanți și sunt
dulci în mod natural pentru a vă zdrobi pofta
de zahăr fără zahăr adăugat.

www.ingramcontent.com/pod-product-compliance
Lightning Source LLC
Chambersburg PA
CBHW060317030426
42336CB00011B/1086